Liam Moore

La Esencia de la Mente Holística
Una Inmersión en la Unidad de la Existencia

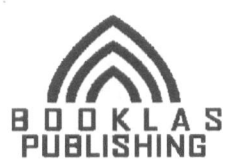

Título Original: The Essence of the Holistic Mind - A Deep Dive into the Unity of Existence

Copyright © 2025, publicado por Luiz Antonio dos Santos ME.
Este libro es una obra de no ficción que explora prácticas y conceptos en el campo del desarrollo personal y la abundancia. A través de un enfoque integral, el autor ofrece herramientas prácticas para alcanzar el equilibrio emocional, la prosperidad y la realización personal.
1ª Edición
Equipo de Producción
Autor: Liam Moore
Editor Jefe: Luiz Santos
Capa: Studios Booklas
Diagramación: Alejandro Fuentes
Traducción: Camila Rodríguez
Investigadores y Consultores: Mariana López, Enrique Velasco, Pablo Hernández
Publicación e Identificación
Título: La Esencia de la Mente Holística
Editorial: Booklas Publishing, 2025
Categorías: Desarrollo Personal / Espiritualidad / Holismo
DDC: 128.2 - **CDU:** 141.3
Derechos de Autor
Todos los derechos reservados a:
Luiz Antonio dos Santos ME / Booklas Publishing
Ninguna parte de este libro puede ser reproducida, almacenada en un sistema de recuperación o transmitida por cualquier medio — electrónico, mecánico, fotocopia, grabación u otro— sin la autorización previa y expresa del titular de los derechos de autor.

Contenido

Índice Sistemático 4
Prólogo 11
Capítulo 1 Una Visión Integrada del Mundo 13
Capítulo 2 De los Orígenes Antiguos a la Modernidad 20
Capítulo 3 Conexiones entre el Todo y las Partes 29
Capítulo 4 Física Cuántica, Biología y Ecología 37
Capítulo 5 La Búsqueda de la Unidad 45
Capítulo 6 La Hipótesis de Gaia 54
Capítulo 7 Respetando la Interconexión de la Vida 62
Capítulo 8 Holismo y Sostenibilidad 71
Capítulo 9 La Sabiduría de los Ecosistemas 81
Chapter 10 Facing Global Challenges 91
Chapter 11 The Holistic Mind 100
Capítulo 12 Medicina Holística y Bienestar 108
Capítulo 13 Formando Seres Humanos Completos 117
Capítulo 14 Expresiones de la Totalidad 125
Capítulo 15 Viviendo en Armonía 134
Capítulo 16 Más allá del crecimiento material 141
Capítulo 17 Visiones sistémicas para un mundo mejor 151
Capítulo 18 Herramientas para la Integración 161
Capítulo 19 Celebrando la Unidad en la Pluralidad 171
Capítulo 20 Construyendo un Mundo Inclusivo 181
Capítulo 21 Utopías y Distopías Holísticas 190
Chapter 22 Converging Towards a New Reality 199
Chapter 23 Global Transformation 207

Capítulo 24 La Búsqueda del Sentido de la Vida 213
Capítulo 25 Viviendo el Holismo en el Día a Día 223
Epílogo 232

Índice Sistemático

Capítulo 1: Una Visión Integrada del Mundo - Aborda la necesidad de superar la visión fragmentada del mundo, integrar diferentes áreas del conocimiento y promover un entendimiento que valore las relaciones entre los diversos aspectos de la realidad.

Capítulo 2: De los Orígenes Antiguos a la Modernidad - Describe las raíces del pensamiento holístico en las tradiciones antiguas de Oriente y Occidente, su evolución a lo largo de la historia y su resurgimiento en la ciencia moderna.

Capítulo 3: Conexiones entre el Todo y las Partes - Explora la relación entre el todo y las partes en diferentes tradiciones filosóficas, destacando la interconexión entre los elementos de la realidad y la importancia de una visión integrada para comprender la existencia.

Capítulo 4: Física Cuántica, Biología y Ecología - Examina cómo la ciencia contemporánea, especialmente la física cuántica, la biología y la ecología, ha revelado una realidad interconectada, donde los fenómenos naturales no pueden ser comprendidos aisladamente.

Capítulo 5: La Búsqueda de la Unidad - Aborda la búsqueda de la unidad esencial que permea toda la existencia, presente en diversas tradiciones espirituales, como el hinduismo, el budismo, el taoísmo, el cristianismo, el islam y las creencias indígenas.

Capítulo 6: La Hipótesis de Gaia - Presenta la Hipótesis de Gaia, propuesta por James Lovelock, que describe la Tierra como un sistema integrado y autorregulador, donde los organismos vivos y los componentes físicos interactúan para mantener condiciones propicias para la vida.

Capítulo 7: Respetando la Interconexión de la Vida - Explora la ecología profunda como una respuesta a la visión antropocéntrica que separa a la humanidad de la naturaleza, proponiendo una transformación en la forma en que las personas interactúan con los ecosistemas.

Capítulo 8: Holismo y Sostenibilidad - Examina la necesidad de un enfoque holístico para la construcción de un futuro sostenible, integrando los aspectos ambientales, sociales y económicos del desarrollo.

Capítulo 9: La Sabiduría de los Ecosistemas - Analiza cómo la naturaleza, a través de los ecosistemas, ofrece lecciones valiosas sobre resiliencia, interconexión, diversidad, ciclos, adaptación y cooperación, que pueden inspirar la creación de sociedades más sostenibles.

Capítulo 10: Enfrentando los Desafíos Globales - Aborda la crisis climática como un desafío complejo que exige una visión holística e integrada para la formulación de soluciones efectivas, combinando estrategias de mitigación, adaptación, restauración de ecosistemas y cambios en los patrones de consumo y producción.

Capítulo 11: La Mente Holística - Explora la mente humana como un sistema integrado e interdependiente, donde cuerpo, emociones, pensamientos y dimensiones sutiles de la existencia interactúan, desafiando la visión fragmentada de la psicología tradicional.

Capítulo 12: Medicina Holística y Bienestar - Presenta la medicina holística como un enfoque que considera la salud como un equilibrio dinámico entre cuerpo, mente y ambiente, integrando prácticas tradicionales y contemporáneas para promover el bienestar integral.

Capítulo 13: Formando Seres Humanos Completos - Aborda la educación holística como un camino para la formación integral del ser humano, que involucra no solo el intelecto, sino también las dimensiones emocionales, sociales y espirituales, promoviendo un desarrollo completo y un aprendizaje significativo.

Capítulo 14: Expresiones de la Totalidad - Examina el arte y la creatividad como manifestaciones esenciales de la experiencia humana, que actúan como puentes entre el mundo interior y la realidad externa, integrando diferentes aspectos del ser y promoviendo la conexión con la totalidad de la existencia.

Capítulo 15: Viviendo en Armonía - Explora la importancia de la conexión humana y las relaciones interpersonales para el bienestar individual y colectivo, destacando la necesidad de cultivar la empatía, la compasión, la cooperación y la comunicación auténtica para construir sociedades más armoniosas.

Capítulo 16: Más Allá del Crecimiento Material - Aborda la economía holística como una alternativa al modelo tradicional centrado en el crecimiento material, proponiendo una visión integrada que equilibra desarrollo económico, equidad social y preservación ambiental.

Capítulo 17: Visiones Sistémicas para un Mundo Mejor - Presenta la política y la gobernanza holísticas como un modelo que prioriza la interconexión entre los diferentes aspectos de la sociedad, la participación activa de la población y la sostenibilidad a largo plazo, buscando soluciones justas, resilientes y equitativas para los desafíos globales.

Capítulo 18: Herramientas para la Integración - Examina el papel de la tecnología y la innovación en la construcción de un futuro más integrado, sostenible e inclusivo, destacando la importancia de la conectividad, la innovación responsable, la democratización del acceso a las herramientas digitales y la colaboración global.

Capítulo 19: Celebrando la Unidad en la Pluralidad - Aborda la diversidad cultural como una riqueza invaluable que debe ser protegida y celebrada, proponiendo un enfoque que valore la pluralidad, promueva el diálogo intercultural y la inclusión, y fortalezca la identidad de cada grupo sin que ello signifique aislamiento o conflicto.

Capítulo 20: Construyendo un Mundo Inclusivo - Explora la búsqueda de la justicia social y la equidad como pilares fundamentales para la construcción de sociedades más armoniosas, sostenibles y prósperas, donde todas las personas tengan acceso a oportunidades y derechos iguales, y puedan participar activamente en la vida social, económica y cultural.

Capítulo 21: Utopías y Distopías Holísticas - Analiza las diferentes concepciones de futuro, incluyendo utopías y distopías, a través de la lente del pensamiento holístico, destacando la importancia de integrar sociedad, medio ambiente y tecnología para construir un futuro sostenible, justo y equilibrado.

Capítulo 22: Convergiendo hacia una Nueva Realidad - Examina la convergencia entre ciencia y espiritualidad como un camino para una comprensión más completa e integrada de la realidad, donde el conocimiento racional y la sabiduría intuitiva se complementan, permitiendo que la humanidad avance no solo en el plano intelectual y tecnológico, sino también en el desarrollo de valores y la búsqueda de un propósito.

Capítulo 23: Transformación Global - Aborda la transformación global como un proceso continuo que involucra tanto las grandes estructuras sociales como las acciones individuales, destacando el poder de las elecciones conscientes, la participación cívica, la innovación responsable y la colaboración para construir un futuro más equilibrado y sostenible.

Capítulo 24: La Búsqueda del Sentido de la Vida - Explora la búsqueda del sentido de la vida como un viaje intrínseco a la experiencia humana, que involucra la integración de las dimensiones física, mental, emocional y espiritual de la existencia, y la conexión con algo mayor que nosotros mismos.

Capítulo 25: Viviendo el Holismo en el Día a Día - Presenta cómo incorporar el holismo en la vida diaria a través de elecciones y prácticas que promueven la armonía entre cuerpo, mente, emociones y espíritu, reconociendo la interconexión entre todas las esferas de la existencia y el impacto de las acciones individuales en el equilibrio colectivo y planetario.

Prólogo

Hay libros que informan, hay libros que inspiran, y hay libros que transforman. El que tienes en tus manos pertenece a esta última categoría. A lo largo de las páginas que siguen, serás guiado en un viaje que desafía las percepciones convencionales, expandiendo tu comprensión de la realidad y de tu propio papel en el mundo.

Vivimos en una era de fragmentación. Nuestros pensamientos están compartimentados, nuestras acciones desconectadas, nuestras emociones a menudo oscurecidas por capas de condicionamiento social. Sin embargo, detrás del aparente caos de la vida moderna, hay un orden profundo, un entrelazamiento invisible que nos une a todo y a todos. Este libro te invita a percibir esa interconexión, a reconocer que cada elección, cada pensamiento, cada emoción influye no solo en tu propia existencia, sino en el equilibrio del todo.

Desde los albores de la humanidad, hemos buscado respuestas a las grandes preguntas de la vida. ¿Quiénes somos? ¿A dónde vamos? ¿Cuál es la verdadera naturaleza de la realidad? La ciencia, la filosofía y la espiritualidad han recorrido caminos distintos en el intento de responder a estas preguntas. Sin embargo, en lugar de competir entre sí, estas formas de conocimiento se complementan – y es precisamente esta perspectiva integrada la que este libro presenta.

El pensamiento holístico, a menudo malinterpretado, no es una invitación a la negación de la razón, sino a su expansión. No se opone al método científico, sino que lo trasciende, reconociendo que el universo no puede ser reducido a partes aisladas, pues su verdadera esencia reside en las relaciones, en las interdependencias, en los patrones sutiles que tejen la realidad.

Al sumergirte en estas páginas, serás guiado a través de la historia del pensamiento holístico, desde las raíces ancestrales que lo sustentan hasta su aplicación en la ciencia moderna, en la ecología, en la física cuántica y en la psicología. Descubrirás que el universo es dinámico, vivo, pulsante – y que tu propia conciencia forma parte de este flujo ininterrumpido de interconexiones.

Este libro no ofrece respuestas preparadas. No te dirá qué pensar, sino que te enseñará a ver de una forma nueva. No impone verdades absolutas, sino que abre puertas para que descubras tus propias verdades.

Si hay un llamado en estas páginas, es el llamado a la transformación. A la expansión de la percepción. Al redescubrimiento de lo que siempre ha estado dentro de ti, esperando ser recordado.

¿Estás listo para ver más allá de lo obvio? Entonces, permítete seguir adelante. El viaje comienza ahora.

Luiz Santos
Editor.

Capítulo 1
Una Visión Integrada del Mundo

La fragmentación del pensamiento occidental tiene sus raíces en el desarrollo de la ciencia moderna, que, a lo largo de los siglos, ha construido un conocimiento detallado sobre los aspectos específicos de la realidad, pero a menudo a costa de la comprensión del todo. Esta tendencia puede ser observada en diversas áreas del saber, desde la biología, que frecuentemente estudia organismos aisladamente sin considerar sus ecosistemas, hasta la economía, que analiza indicadores financieros sin tener en cuenta los impactos ambientales y sociales de las actividades productivas. Sin embargo, la profundización de este modelo reduccionista ha llevado a consecuencias adversas, como crisis ecológicas, desigualdades sociales y un creciente sentimiento de desconexión entre los individuos y el mundo que les rodea. La necesidad de una visión más integrada surge, por lo tanto, como un contrapunto esencial para equilibrar este paradigma, promoviendo un entendimiento que valore tanto los detalles como las relaciones entre ellos. Este cambio de perspectiva no implica el abandono del método analítico, sino la complementación de éste con un enfoque sistémico, que permita ver la interdependencia fundamental entre los diversos aspectos de la realidad.

Adoptar una visión holística no significa solo modificar la manera como interpretamos el mundo, sino también transformar la forma como actuamos en él. La percepción de la interconectividad nos lleva a una responsabilidad ampliada, pues comprendemos que cada elección individual repercute en una cadena de eventos que sobrepasa nuestra experiencia inmediata. Cuidar del medio ambiente, por ejemplo, no es solo una cuestión ecológica, sino también una decisión que afecta a la salud, la economía y la calidad de vida de las generaciones futuras. De la misma manera, la búsqueda del equilibrio emocional y mental no es un proceso aislado, sino algo que se refleja en las relaciones interpersonales y en la dinámica social como un todo. Al integrar esta consciencia en nuestras decisiones diarias, nos convertimos en agentes de transformación, promoviendo una cultura basada en la cooperación, en el respeto mutuo y en la armonía entre los diversos elementos que componen la vida. Esta perspectiva no solo enriquece nuestra comprensión de la realidad, sino que también nos invita a participar activamente en la construcción de un mundo más sostenible y equilibrado.

La fragmentación del mundo moderno se refleja en casi todos los aspectos de nuestra vida, desde la manera como pensamos hasta la forma como organizamos nuestras sociedades. Nos hemos acostumbrado a categorizar la realidad en opuestos aparentemente distintos: mente y cuerpo, humano y naturaleza, individuo y sociedad. Esta división no es solo un hábito mental, sino un reflejo profundo de las estructuras institucionales que moldean nuestro conocimiento y nuestras interacciones. La ciencia, por ejemplo, tradicionalmente segmenta el universo en partes aisladas para su estudio – átomos, células, organismos, sociedades – a menudo ignorando las conexiones e interdependencias entre estos elementos. Sin embargo, al priorizar el estudio de las partes sin considerar el todo, corremos el riesgo de perder la comprensión esencial de las interacciones que dan sentido y coherencia a la realidad. Es como intentar entender una sinfonía analizando cada nota por separado, sin nunca escuchar la melodía completa.

Este enfoque reduccionista, aunque ha permitido avances significativos en la ciencia y la tecnología, también ha impuesto limitaciones a nuestra visión del mundo. En nombre de la especialización, hemos creado disciplinas y campos de conocimiento cada vez más fragmentados, lo que ha dificultado la construcción de un entendimiento amplio e integrado de la vida. Sin embargo, a lo largo del siglo XX, un movimiento contrario empezó a ganar fuerza: el holismo, que enfatiza que el todo es mayor que la suma de sus partes. Esta idea no es nueva; muchas tradiciones filosóficas y espirituales ya apuntaban a esta interconectividad. El Taoísmo, por ejemplo, siempre ha enfatizado la armonía entre los opuestos, mientras que el Budismo propone la interdependencia de todas las cosas. De la misma manera, los conocimientos ancestrales de diversas culturas indígenas reconocen la relación inseparable entre humanos, naturaleza y cosmos.

En la ciencia moderna, el holismo ha encontrado eco en diversas áreas del conocimiento. En la física cuántica, por ejemplo, se ha descubierto que las partículas subatómicas no pueden ser comprendidas aisladamente, pues sus estados están entrelazados con los de otras partículas, incluso a grandes distancias. En la ecología, se entiende que un ecosistema no puede ser reducido a una simple suma de organismos, pues la interacción entre ellos es fundamental para su existencia. En la psicología, han surgido enfoques que consideran no solo los aspectos individuales de la mente, sino también los contextos sociales y emocionales en los que el individuo está inserto.

Traer esta perspectiva a nuestro día a día significa comprender que nuestras acciones tienen implicaciones que van mucho más allá de nosotros mismos. Por ejemplo, cuidar del medio ambiente no es solo una actitud ecológica, sino también un compromiso con la salud pública, con la calidad de vida de las futuras generaciones y con el equilibrio de la propia economía. Un río contaminado, además de ser un problema ambiental, impacta en la salud de las personas que dependen de él, la productividad agrícola e incluso la economía de las ciudades a su alrededor. De la misma manera, cultivar relaciones sanas y equilibradas no beneficia solo a los individuos involucrados, sino que también fortalece el tejido social como un todo, promoviendo una mayor cooperación y bienestar colectivo.

Sin embargo, adoptar una visión holística también presenta desafíos. ¿Cómo integrar diferentes áreas del conocimiento sin caer en la superficialidad? ¿Cómo equilibrar las necesidades individuales con las colectivas? ¿Cómo mantener el respeto a las tradiciones y, al mismo tiempo, abrazar las innovaciones? Estas cuestiones exigen una reflexión constante y un diálogo abierto entre diferentes campos del saber. Sin embargo, este enfoque también abre nuevas oportunidades, permitiendo que repensemos nuestra relación con el mundo y con las personas que nos rodean. El holismo nos ofrece un camino para un futuro más sostenible y armonioso, en el que cada elección hecha tenga en cuenta no solo los impactos inmediatos, sino también sus repercusiones a largo plazo.

Al reconocer la interconectividad de todas las cosas, ampliamos no solo nuestra comprensión intelectual, sino también nuestra capacidad de actuar de manera más consciente y eficaz. Esto significa adoptar una postura que valore tanto el conocimiento especializado como la visión sistémica, buscando soluciones que tengan en cuenta múltiples factores y consecuencias. La educación, por ejemplo, puede desempeñar un papel fundamental en este proceso, promoviendo un aprendizaje que no solo informe, sino que también enseñe a pensar de forma integrada, conectando disciplinas e incentivando una visión más amplia del mundo. De la misma manera, políticas públicas que adopten este enfoque pueden generar impactos más positivos y duraderos, al considerar los aspectos ambientales, sociales y económicos como partes de un mismo sistema interdependiente.

Más que un cambio teórico, esta perspectiva integrada exige una transformación en las actitudes y valores que orientan nuestras elecciones cotidianas. La empatía y la colaboración se convierten en pilares fundamentales para esta nueva manera de vivir, pues la consciencia de la interdependencia nos lleva a reconocer que el bienestar individual solo puede ser plenamente alcanzado cuando también promovemos el bienestar colectivo. Pequeñas acciones, como el consumo responsable, el incentivo a la economía circular y la participación activa en comunidades y proyectos colaborativos, se convierten en expresiones concretas de este nuevo paradigma. De esta forma, dejamos de ser meros espectadores de los cambios del mundo y nos convertimos en agentes activos en la construcción de un futuro más equilibrado.

Al adoptar esta visión integrada, comenzamos a percibir que el mundo no está compuesto por partes aisladas, sino por un flujo continuo de relaciones que se influencian mutuamente. Este entendimiento no significa eliminar las diferencias, sino aprender a verlas como complementarias, promoviendo un equilibrio dinámico entre especialización y totalidad, tradición e innovación, individualidad y colectividad. Así, en lugar de vivir atrapados en la fragmentación que ha caracterizado gran parte de la historia moderna, podemos recorrer un camino que armonice conocimiento y sabiduría, razón e intuición, ciencia y humanidad. Esta nueva forma de percibir e interactuar con el mundo puede ser el primer paso para una transformación más profunda, capaz de reconectarnos no solo con la naturaleza y con los demás, sino también con nosotros mismos.

Capítulo 2
De los Orígenes Antiguos a la Modernidad

El pensamiento holístico, lejos de ser un concepto reciente, tiene sus raíces en las tradiciones más antiguas de la humanidad. Desde los primeros registros filosóficos y religiosos, diferentes civilizaciones percibieron la existencia de un vínculo invisible que conecta todas las cosas. Esta comprensión emergió tanto de la observación de la naturaleza como de la necesidad de interpretar la realidad de manera integral, superando las visiones fragmentadas del mundo. El entendimiento de que la existencia es un sistema integrado, donde cada elemento influye y es influenciado por el todo, permea las más diversas culturas y sistemas de conocimiento. Este enfoque no surgió de un único punto geográfico o de una única tradición, sino que se manifestó simultáneamente en diferentes partes del planeta, adaptándose a las características culturales de cada pueblo. Así, el holismo atravesó los siglos, influenciando formas de pensamiento y prácticas que se extienden desde la filosofía antigua hasta los descubrimientos científicos más avanzados.

En las civilizaciones de Oriente y Occidente, el holismo se expresó de maneras distintas, pero siempre basado en la idea de totalidad e interconexión. En

Oriente, por ejemplo, las doctrinas filosófico-religiosas, como el Taoísmo y el Budismo, enfatizaron la armonía universal y la interdependencia entre todas las formas de existencia. El concepto del Tao como una fuerza unificadora y el símbolo del Yin-Yang ilustran la dualidad complementaria que mantiene el equilibrio cósmico. De la misma forma, la noción budista de "origen dependiente" sugiere que nada existe aisladamente, una concepción que resuena en la moderna visión ecológica y sistémica del mundo. En Occidente, los presocráticos ya buscaban comprender la unidad detrás de la diversidad del universo. Heráclito, al afirmar que "todo fluye", introdujo la idea de un mundo en constante transformación, donde las partes solo pueden ser entendidas a partir del todo. Platón y Aristóteles, cada uno a su manera, también contribuyeron a una visión integrada de la realidad, reconociendo la interrelación entre los diferentes aspectos de la existencia.

Esta concepción holística, presente en las culturas antiguas, fue reconfigurada a lo largo de la historia, sufriendo períodos de oscuridad y resurgimiento. Durante la Edad Media, el pensamiento mecanicista ganó fuerza, reduciendo el mundo a una estructura compartimentada, donde los fenómenos eran analizados separadamente. Sin embargo, el holismo nunca desapareció por completo. Con los avances de la ciencia moderna, especialmente la física cuántica y la biología sistémica, las evidencias de interconectividad se tornaron innegables. El entrelazamiento cuántico demostró que las partículas pueden influenciarse mutuamente incluso a grandes distancias, desafiando la visión cartesiana de separación entre los elementos del universo. En la biología, la comprensión de los organismos como sistemas integrados y la ecología como un estudio de las interacciones naturales reforzaron la importancia de una mirada amplia sobre la vida. En el campo de la psicología, enfoques como el de Carl Jung, con su concepto de inconsciente colectivo, y la psicología humanista, con su énfasis en la integración del ser, demuestran que el holismo también se extiende a la comprensión de la mente y el comportamiento humano. Hoy, ante desafíos globales que exigen soluciones integradas, la visión holística resurge como una necesidad apremiante, ofreciendo caminos para un enfoque más equilibrado y sostenible de la realidad.

Las concepciones holísticas del mundo no son una invención reciente. Desde los albores de la civilización, diferentes culturas desarrollaron maneras de percibir la realidad como un todo integrado, donde cada elemento existe en relación con el otro. En Oriente, por ejemplo, el Taoísmo emergió en China alrededor del siglo VI a.C., presentando una visión del universo fundamentada en el Tao, una fuerza universal invisible que permea todas las cosas. El célebre símbolo del Yin-Yang expresa esta idea de interconexión y equilibrio, representando la dualidad complementaria que estructura la existencia: luz y oscuridad, masculino y femenino, reposo y movimiento, todos coexistiendo y influenciándose mutuamente.

El Budismo, a su vez, introdujo un concepto esencialmente holístico: el principio del "origen dependiente" o "interdependencia". Según esta visión, nada en el universo existe de forma aislada; todo lo que surge, surge en relación a otra cosa. Esto resuena directamente con la idea de que el todo es mayor que la suma de sus partes, un principio fundamental del pensamiento holístico.

En Occidente, los filósofos presocráticos ya reflexionaban sobre la unidad subyacente al cosmos. Heráclito, por ejemplo, acuñó la famosa expresión "panta rhei"—"todo fluye"—sugiriendo que la realidad es un proceso dinámico en constante transformación, donde nada permanece fijo y todo está interligado. Platón, con su teoría de las ideas, creía que el mundo físico era una manifestación imperfecta de una realidad superior e interconectada, mientras que Aristóteles enfatizaba que la comprensión del todo era esencial para entender las partes.

Además de las grandes tradiciones filosóficas y religiosas, el holismo siempre estuvo presente en las culturas indígenas alrededor del mundo. Para muchos pueblos originarios, la Tierra no es solo un espacio físico, sino una entidad viva, una madre sagrada que nutre y sustenta a todos los seres. Entre los guaraníes, por ejemplo, existe el concepto de la "Tierra sin males", una representación de un mundo en equilibrio y armonía, donde los seres humanos viven en comunión con la naturaleza. Esta visión holística se refleja en las prácticas cotidianas de estas culturas, que siempre enfatizaron la interdependencia entre humanos, animales, plantas y elementos naturales.

Estas tradiciones ancestrales cargan una sabiduría fundamental que resuena de manera profunda en nuestra era, marcada por crisis ambientales y sociales. La concepción de que el bienestar de la humanidad está intrínsecamente ligado a la salud del planeta es una idea que se muestra más relevante que nunca ante los desafíos ecológicos que enfrentamos.

A pesar de haber sido una visión predominante durante la Antigüedad, el pensamiento holístico fue progresivamente suplantado por el mecanicismo durante la Edad Media y, posteriormente, por la Revolución Científica. El universo pasó a ser comprendido como una gran máquina compuesta de partes aisladas y previsibles, regida por leyes matemáticas inmutables. Sin embargo, en el siglo XX, con los avances científicos, el holismo resurgió con fuerza, trayendo nuevas perspectivas sobre la interconectividad del cosmos.

En la física, los descubrimientos de Albert Einstein sobre la relatividad y los avances en la mecánica cuántica transformaron la visión determinista del universo. El fenómeno del entrelazamiento cuántico, por ejemplo, reveló que las partículas subatómicas pueden influenciarse unas a otras instantáneamente, incluso estando separadas por grandes distancias. Este descubrimiento desafió la comprensión tradicional del espacio y del tiempo y trajo una nueva perspectiva sobre la interconectividad fundamental de la realidad.

La biología también pasó por una revolución en este sentido. El biólogo Ludwig von Bertalanffy desarrolló la Teoría de Sistemas, que demostraba que los organismos no pueden ser entendidos como meros conjuntos de partes aisladas, sino como sistemas integrados, donde cada elemento desempeña un papel en el equilibrio del todo. La ecología, a su vez, mostró que los ecosistemas funcionan como redes complejas de interacciones, donde todas las formas de vida están interligadas en un ciclo dinámico de dependencia mutua.

El pensamiento holístico también encontró espacio en la filosofía y en la psicología. Filósofos como Alfred North Whitehead desarrollaron una visión procesual del universo, argumentando que la realidad no está compuesta de objetos estáticos, sino de eventos y relaciones en constante transformación. Ken Wilber, por otro lado, estructuró un enfoque llamado "teoría integral", que busca sintetizar diferentes campos del conocimiento dentro de un modelo unificado.

En la psicología, Carl Jung trajo una contribución significativa al presentar el concepto de "inconsciente colectivo", una capa profunda de la psique que conecta a todos los seres humanos a través de arquetipos compartidos. Este concepto sugiere que la mente humana no puede ser comprendida de manera aislada, sino como parte de un todo mayor que trasciende al individuo. Además, enfoques como la psicología humanista y la psicología transpersonal pasaron a enfatizar la integración entre mente, cuerpo y espíritu, proponiendo un modelo de bienestar basado en el equilibrio entre estos aspectos.

En el siglo XXI, el holismo se torna más relevante que nunca. El mundo enfrenta desafíos globales complejos, como el cambio climático, la pérdida de biodiversidad y las desigualdades sociales, problemas que no pueden ser resueltos con enfoques fragmentados. La interdependencia es una realidad ineludible, y entender los fenómenos de forma sistémica puede ayudarnos a encontrar soluciones más eficaces para estas crisis.

Al adoptar una visión holística, pasamos a reconocer que todas nuestras acciones tienen consecuencias que reverberan más allá de nosotros mismos. Este entendimiento puede guiar políticas públicas más sostenibles, prácticas empresariales más responsables y un estilo de vida más consciente, promoviendo un equilibrio entre el progreso material y el bienestar colectivo.

La trayectoria del pensamiento holístico, desde sus raíces antiguas hasta su resignificación en la ciencia moderna, nos enseña una lección fundamental: todo está interligado. Y, a medida que avanzamos hacia el futuro, esta visión integrada puede ayudarnos a construir un mundo más armonioso y sostenible, donde cada parte contribuya al equilibrio del todo.

La redescubierta del holismo en la contemporaneidad no es solo una tendencia intelectual, sino una necesidad práctica ante los desafíos que enfrentamos. A medida que la tecnología avanza y la interconectividad global se intensifica, se hace evidente que los problemas complejos no pueden ser resueltos de manera aislada. La crisis climática, por ejemplo, no es solo una cuestión ambiental, sino también económica, social y política, exigiendo soluciones que consideren múltiples dimensiones simultáneamente. El pensamiento fragmentado, que antaño proporcionó avances significativos, hoy se muestra insuficiente para lidiar con la complejidad del mundo actual, reforzando la urgencia de enfoques que integren diferentes áreas del conocimiento.

En este contexto, disciplinas como la ecología profunda, la economía regenerativa y la medicina integrativa demuestran cómo el holismo puede ser aplicado en la práctica, promoviendo soluciones que respeten la interdependencia de los sistemas. Modelos económicos basados en la circularidad de los recursos, tratamientos médicos que consideran no solo el cuerpo físico, sino también los aspectos emocionales y espirituales del paciente, y políticas públicas que abordan el bienestar de forma amplia son ejemplos de cómo esta perspectiva está siendo incorporada en diferentes campos. Más que un concepto teórico, el holismo emerge como un paradigma capaz de orientar elecciones más equilibradas y sostenibles, tanto en el nivel individual como en el colectivo.

Mirando hacia el futuro, la continuidad de esta resignificación dependerá de nuestra capacidad de superar divisiones artificiales y de ver el mundo como un organismo vivo, dinámico e interdependiente. La sabiduría ancestral que fundamentó las concepciones holísticas puede, así, encontrar nuevas formas de expresión en la ciencia y en la sociedad, incentivando un modelo de desarrollo más armonioso. El desafío que se impone no es solo comprender esta visión, sino aplicarla concretamente, transformando la manera como interactuamos con el planeta, con los demás y con nosotros mismos.

Capítulo 3
Conexiones entre el Todo y las Partes

La relación entre el todo y las partes constituye una cuestión fundamental en la historia del pensamiento humano, reflejándose en diversas tradiciones filosóficas que buscaron comprender la interconexión entre los elementos de la realidad. Desde las civilizaciones más antiguas, la percepción de que la naturaleza, la sociedad y el propio conocimiento forman sistemas integrados llevó al desarrollo de concepciones que transcienden la visión fragmentada del mundo. La búsqueda por comprender el funcionamiento de esta totalidad impulsó debates sobre la naturaleza de la existencia, la estructura de la realidad y los principios que rigen la relación entre los individuos y el universo. El pensamiento holístico emergió como una respuesta a esta inquietud, proponiendo que ninguna entidad puede ser plenamente comprendida aisladamente, sino solo en su contexto más amplio. Este enfoque, presente desde la filosofía presocrática hasta las concepciones contemporáneas, moldeó el desarrollo del conocimiento al sugerir que la complejidad del universo no se reduce a la suma de sus partes, sino que se manifiesta en patrones de interdependencia que estructuran toda la experiencia humana.

La evolución del pensamiento filosófico evidencia que la comprensión del mundo siempre osciló entre perspectivas reduccionistas y holísticas. Mientras que algunas corrientes buscaron analizar la realidad de manera atomística, fragmentándola en elementos distintos y aislados, otras enfatizaron la necesidad de ver el universo como un todo interligado. Esta tensión conceptual generó debates profundos sobre la esencia de la existencia e influenció el modo en que diferentes sociedades interpretaron fenómenos naturales, políticos y sociales. La visión holística, a su vez, al destacar las conexiones intrínsecas entre los componentes del mundo, permitió el surgimiento de teorías que valoran la interdependencia y la complementariedad de los fenómenos. De esta forma, la filosofía, desde sus primordios, ha sido un campo fértil para investigaciones que desafían nociones simplistas y promueven una visión más integrada de la realidad.

El reconocimiento de las conexiones entre el todo y las partes no solo fundamenta diversas tradiciones filosóficas, sino que también ofrece una estructura conceptual para comprender las relaciones humanas, las dinámicas naturales y los principios éticos que rigen la vida en sociedad. La idea de que cada individuo forma parte de un sistema mayor tiene implicaciones profundas en múltiples campos del saber, influenciando desde la ética y la política hasta la ciencia y la espiritualidad. Este entendimiento sugiere que los fenómenos no pueden ser analizados de forma aislada, pues sus características emergen de la red de interacciones que los constituyen. Así, a lo largo de la historia del pensamiento, el holismo se reveló como un enfoque esencial para la construcción de una comprensión más amplia y sofisticada de la existencia, inspirando reflexiones que permanecen relevantes en la contemporaneidad.

En la Grecia Antigua, la idea de holismo ya se hacía presente en las reflexiones de pensadores como Heráclito y Parménides, quienes, aunque tenían visiones aparentemente contrastantes, compartían el interés en comprender la realidad como una totalidad interconectada. Heráclito, con su célebre máxima "todo fluye" (panta rhei), veía el universo como un constante movimiento, donde todas las cosas estaban en transformación y los opuestos, lejos de anularse, en realidad, se complementaban. Para él, la armonía del cosmos residía precisamente en ese flujo incesante, en el cual la unidad solo podía ser comprendida por la interacción entre los contrarios. El cambio no era una perturbación del orden, sino la propia esencia de la existencia.

Por otro lado, Parménides caminaba en dirección opuesta, sosteniendo que el ser era uno, inmutable e indivisible. Para él, la multiplicidad y el cambio percibidos en el mundo eran ilusorios, fruto de una percepción equivocada de los sentidos. El verdadero conocimiento debería basarse en la razón, que revelaría la realidad como un todo cohesionado y estático. La aparente divergencia entre Heráclito y Parménides, lejos de invalidar sus contribuciones, demostraba la riqueza del pensamiento filosófico griego al explorar la dualidad entre permanencia y transformación, unidad y multiplicidad, anticipando debates que atravesarían los siglos.

Platón, influenciado por esta tradición, refinó la noción de totalidad en su teoría de las formas. Para él, el mundo sensible, tal como lo percibimos, era solo una sombra imperfecta de una realidad superior e inmutable. Las formas ideales – conceptos absolutos como justicia, belleza y verdad – existían de manera plena y perfecta en un plano trascendente, mientras que todo lo que experimentamos en la realidad concreta era una manifestación imperfecta de esas esencias. Así, para Platón, comprender el todo significaba ir más allá de las apariencias y acceder a la estructura subyacente de la realidad, donde todo estaba integrado en una unidad mayor.

Su discípulo, Aristóteles, aunque tenía un enfoque más empírico y enfocado en la observación del mundo natural, también sostenía la importancia de comprender los fenómenos dentro de un contexto mayor. En su metafísica, introdujo el concepto de "causa final" (telos), afirmando que cada ser posee un propósito inherente que lo vincula al todo. Para Aristóteles, la comprensión plena de cualquier entidad solo podía ser alcanzada al considerar su función y su papel dentro del gran esquema del universo. Su pensamiento abrió camino para enfoques que conciliaban el estudio de las partes sin perder de vista la totalidad de la existencia.

Ya en el período moderno, el holismo continuó desarrollándose, aunque muchas veces en contraste con el creciente reduccionismo de la ciencia emergente. Baruch Spinoza propuso una visión radicalmente unitaria de la realidad en su obra Ética, donde argumentaba que Dios y la naturaleza eran una única sustancia infinita (Deus sive Natura). Para él, todo en el universo era una expresión de esta sustancia única, y las aparentes distinciones entre los seres eran solo modos diferentes de esta misma realidad fundamental. Esta perspectiva panteísta no solo reforzó la idea de interconexión entre todas las cosas, sino que también sirvió de base para concepciones más integrativas de la existencia.

Gottfried Wilhelm Leibniz, a su vez, formuló la teoría de las "mónadas", entidades indivisibles que componían toda la realidad. Aunque cada mónada era autónoma, todas estaban armonizadas en una "armonía preestablecida", es decir, un arreglo divinamente orquestado que aseguraba la coherencia del universo. Esta concepción enfatizaba la interdependencia entre todas las partes del cosmos, sugiriendo que, incluso si cada elemento parecía actuar de forma aislada, en realidad, participaba de un todo cohesionado y bien estructurado.

Con la llegada del siglo XX, la noción de holismo se expandió más allá de la filosofía, influenciando campos como la biología, la física y la teoría de sistemas. Alfred North Whitehead, en Proceso y Realidad, formuló una filosofía del proceso, en la cual defendía que la realidad no debería ser vista como una colección de objetos estáticos, sino como un flujo continuo de eventos interligados. Para él, cada acontecimiento era moldeado por sus relaciones con otros eventos, enfatizando la importancia de la interdependencia y del dinamismo en la estructura del cosmos.

Ken Wilber, uno de los pensadores contemporáneos más influyentes en el campo del holismo, desarrolló un enfoque integral que busca unificar ciencia, filosofía y espiritualidad. En su teoría del "espectro de la conciencia", argumenta que la realidad puede ser comprendida en múltiples capas, desde los aspectos más materiales hasta los más sutiles y espirituales. Para Wilber, una visión verdaderamente holística debe integrar diferentes perspectivas y niveles de análisis, reconociendo que cada nivel de la existencia está intrínsecamente ligado a los demás.

Además de sus implicaciones teóricas, el holismo también conlleva importantes repercusiones éticas . Si todo en el universo está interconectado, entonces nuestras acciones no afectan solo a nosotros mismos, sino que reverberan por toda la red de la existencia. Esta perspectiva nos invita a actuar con responsabilidad, empatía y consciencia de las consecuencias de nuestros actos. Martin Buber, en Yo y Tú, enfatizó la importancia de las relaciones auténticas y dialógicas, en las que vemos al otro no como un objeto a ser utilizado (Eso), sino como un ser genuino y digno de reconocimiento (Tú). Este modo de relación refuerza el principio holístico de que la existencia solo puede ser plenamente comprendida en la interconexión entre los individuos.

De esta forma, el holismo, desde sus inicios en la filosofía griega hasta su formulación contemporánea, ha sido un pilar esencial para el desarrollo del pensamiento humano. Nos enseña que la realidad no puede ser fragmentada en partes aisladas, pues su verdadera esencia reside en las conexiones que unen todas las cosas. Al adoptar esta visión, podemos alcanzar una comprensión más profunda de la existencia y actuar de manera más armoniosa en el mundo.

Esta comprensión ampliada de la realidad también nos desafía a repensar la manera en que estructuramos el conocimiento y organizamos nuestras sociedades. El pensamiento occidental, durante mucho tiempo, ha privilegiado la especialización y la fragmentación del saber, lo que, a pesar de haber impulsado avances significativos en la ciencia y la tecnología, muchas veces nos ha llevado a perder de vista las relaciones fundamentales entre los fenómenos. Hoy, sin embargo, enfrentamos una era en la que la complejidad de los problemas globales exige un enfoque más integrado. Cuestiones ambientales, sociales y tecnológicas están interrelacionadas, y solo un pensamiento que considere estas conexiones puede proporcionar respuestas eficaces para los desafíos contemporáneos.

Esta necesidad de una mirada más sistémica se refleja en diversas áreas del conocimiento, desde la medicina integrativa, que busca comprender la salud como un equilibrio entre cuerpo, mente y ambiente, hasta la física cuántica, que demuestra la interdependencia de las partículas subatómicas. En la esfera social, los movimientos que defienden una economía circular y un modelo de desarrollo sostenible también parten de este principio holístico, reconociendo que el bienestar humano depende de la armonía con el medio ambiente y con los sistemas en los que estamos inseridos. Esta resignificación del holismo en el siglo XXI representa, así, un retorno a una sabiduría ancestral, ahora respaldada por nuevos descubrimientos y perspectivas científicas.

Si hay algo que la trayectoria del pensamiento holístico nos enseña, es que la realidad no puede ser comprendida sin tener en cuenta las conexiones que la estructuran. Ya sea en la filosofía, en la ciencia o en la ética, la idea de que el todo y las partes se influyen mutuamente nos invita a ver el mundo con mayor profundidad y responsabilidad. El futuro de la humanidad depende, en gran parte, de nuestra capacidad de reconocer esta interdependencia y actuar a partir de ella, promoviendo una coexistencia más equilibrada y consciente entre individuos, sociedades y naturaleza.

Capítulo 4
Física Cuántica, Biología y Ecología

La ciencia contemporánea revela una realidad profundamente interconectada, en la cual los fenómenos naturales no pueden ser comprendidos aisladamente, sino como partes de un sistema dinámico e interdependiente. El avance del conocimiento ha demostrado que tanto las estructuras más pequeñas del universo como los sistemas vivos y ecológicos funcionan mediante relaciones complejas, en las que cada elemento influye y es influenciado por el todo. Esta perspectiva desafía la visión mecanicista tradicional, que buscaba entender la naturaleza fragmentándola en partes menores. En cambio, se evidencia que los procesos naturales operan de manera integrada, sugiriendo que la comprensión plena de la realidad exige una mirada holística. Este enfoque ha sido fundamental para los avances en diversas áreas del conocimiento, revelando conexiones que antes pasaban desapercibidas y permitiendo que nuevas teorías sean formuladas con base en la interdependencia de los fenómenos.

En la física, la biología y la ecología, el pensamiento holístico ha desempeñado un papel central al destacar que la interacción entre los componentes de un sistema genera propiedades emergentes que no pueden ser previstas por el análisis aislado de sus partes. En la escala subatómica, los fenómenos cuánticos demuestran que partículas aparentemente separadas pueden estar correlacionadas de manera instantánea, independientemente de la distancia que las separa, desafiando las concepciones clásicas de espacio y tiempo. En el estudio de los organismos vivos, se observa que sus funciones dependen de una red intrincada de interacciones celulares y bioquímicas, tornando imposible comprender la vida sin tener en cuenta la totalidad de sus procesos. En la ecología, se percibe que la supervivencia de cualquier especie está directamente ligada al equilibrio del ambiente en que habita, evidenciando que la naturaleza opera como un sistema unificado y dinámico.

Esta visión integrada no solo amplía la comprensión científica, sino que también transforma la forma como los seres humanos interactúan con el mundo. La consciencia de que cada acción impacta el todo nos lleva a repensar modelos de desarrollo, producción y convivencia, promoviendo enfoques más sostenibles y éticos para lidiar con los desafíos del siglo XXI. La interdisciplinariedad emerge como un elemento esencial para la solución de problemas globales, uniendo conocimientos de diferentes campos para lidiar con cuestiones como el cambio climático, la degradación ambiental y la salud colectiva. Así, el holismo en la ciencia no solo proporciona una estructura para comprender la complejidad del universo, sino que también orienta prácticas y decisiones que visan la armonía entre los sistemas naturales y humanos, impulsando una visión más integrada y responsable de la realidad.

La física cuántica trajo una revolución en la manera como comprendemos la realidad al revelar que el universo opera de forma profundamente interconectada. Uno de los fenómenos más fascinantes de este campo es el entrelazamiento cuántico, en el cual dos partículas pueden volverse tan íntimamente ligadas que la alteración en el estado de una influye instantáneamente a la otra, independientemente de la distancia que las separa. Esta característica desafía la visión clásica de un mundo fragmentado y sugiere una unidad subyacente que transciende las nociones tradicionales de espacio y tiempo. Albert Einstein, intrigado por esta peculiaridad, se refirió a ella como "acción fantasmal a distancia", reconociendo la complejidad del fenómeno, aunque sin aceptarlo completamente.

Además del entrelazamiento, otro principio fundamental de la física cuántica es el de incertidumbre, formulado por Werner Heisenberg. Él estableció que no es posible medir simultáneamente con exactitud la posición y el momento de una partícula. Esta limitación no se debe a fallos instrumentales, sino a la propia naturaleza del universo, que se comporta de manera probabilística e interdependiente. Esto implica que el observador y el fenómeno observado no están disociados; al contrario, la presencia del observador influye directamente en el resultado de la medición. Con esto, la física cuántica desafía la concepción de un universo compuesto por entidades aisladas, revelando que todo forma parte de una red dinámica de interacciones.

Si en la escala subatómica la interconexión es un principio fundamental, en la biología, el holismo se manifiesta en la organización de los seres vivos. La Teoría de Sistemas, propuesta por Ludwig von Bertalanffy, defiende que los organismos no pueden ser reducidos a meras colecciones de partes independientes, pues funcionan como sistemas abiertos en constante interacción con el ambiente. Cada célula, tejido y órgano contribuye al equilibrio del todo, operando en una armonía que transciende la suma de las partes individuales.

Un ejemplo notable de esta perspectiva es el concepto de emergencia, en el cual características nuevas y complejas surgen de la interacción entre componentes más simples. La consciencia humana ilustra bien esta idea: no puede ser explicada solo por el análisis aislado de las neuronas, pues emerge de la compleja red de conexiones entre ellas. De la misma forma, propiedades como la autoorganización y la adaptación de los organismos demuestran que la vida se estructura de manera holística, con cada elemento desempeñando un papel fundamental para el funcionamiento del sistema como un todo.

Además, la biología también evidencia la interdependencia de los seres vivos mediante las relaciones simbióticas. Muchas especies coexisten en asociaciones que garantizan beneficios mutuos, como ocurre entre las raíces de las plantas y los hongos micorrícicos. Esta interacción permite que las plantas absorban nutrientes del suelo con más eficiencia, mientras que los hongos obtienen carbohidratos esenciales para su supervivencia. Este tipo de cooperación no es la excepción, sino la regla en la naturaleza, mostrando que la vida se sustenta a través de una red de interrelaciones.

En la ecología, la perspectiva holística se vuelve aún más evidente al considerar los ecosistemas como sistemas altamente interconectados. James Lovelock, mediante la Teoría de Gaia, sugirió que la Tierra se comporta como un organismo vivo autorregulador, en el cual la biosfera, la atmósfera, los océanos y el suelo interactúan para mantener condiciones favorables a la vida. Este modelo sugiere que los elementos del planeta no operan de forma aislada, sino que están conectados por ciclos naturales que garantizan la estabilidad y el equilibrio del medio ambiente.

Un ejemplo clásico del funcionamiento holístico de la ecología son las cadenas y redes tróficas, en las cuales cada organismo ocupa un papel esencial. Los productores primarios, como las plantas, sustentan a los herbívoros, que a su vez sirven de alimento para los depredadores. La remoción de una sola especie puede desencadenar efectos en cascada, desestabilizando todo el ecosistema. Este fenómeno resalta la necesidad de preservar la biodiversidad, pues la extinción de una especie puede comprometer la supervivencia de innumerables otras que dependen de ella directa o indirectamente.

Otro aspecto crucial de la ecología es la resiliencia de los ecosistemas, que corresponde a la capacidad de recuperarse de perturbaciones, como desastres naturales o acciones humanas. Los sistemas ecológicos saludables, caracterizados por una rica diversidad de organismos e interacciones, tienden a ser más resilientes, pues poseen mecanismos naturales de compensación y adaptación. Este entendimiento refuerza la importancia de las prácticas sostenibles y la conservación ambiental, pues un ecosistema degradado pierde su capacidad de regeneración y puede entrar en colapso.

Ante estas constataciones, la ciencia moderna ha reconocido cada vez más la necesidad de un enfoque holístico para comprender y solucionar los desafíos del mundo contemporáneo. La ciencia de los sistemas complejos, por ejemplo, investiga cómo los patrones y propiedades emergen de la interacción de múltiples componentes, aplicando este conocimiento a diversas áreas, desde la meteorología hasta la economía. La interdisciplinariedad, por lo tanto, se convierte en una herramienta esencial para lidiar con problemas globales, como el cambio climático y la pérdida de la biodiversidad.

Al adoptar una mirada integrada, percibimos que no es posible tratar las cuestiones ambientales, sociales y científicas de manera aislada. Las soluciones eficaces exigen la consideración de las interrelaciones entre las diferentes áreas del conocimiento, promoviendo estrategias que abarquen los múltiples aspectos de la realidad. Así, el holismo en la ciencia no solo amplía nuestra comprensión del universo, sino que también orienta las decisiones que buscan un mayor equilibrio entre la humanidad y la naturaleza, garantizando un futuro más sostenible y armonioso.

Esta nueva perspectiva científica nos invita a repensar profundamente la relación entre los seres humanos y el mundo natural. Si todo está interconectado, entonces nuestras acciones, por pequeñas que parezcan, reverberan en escalas mucho mayores de lo que imaginamos. La degradación ambiental, por ejemplo, no afecta solo a ecosistemas distantes, sino que regresa en forma de cambio climático, crisis hídricas y colapsos en la biodiversidad que impactan directamente en nuestra calidad de vida. De la misma forma, los avances en la medicina y la biotecnología muestran que cuidar de la salud humana exige considerar no solo aspectos biológicos aislados, sino también factores ambientales, sociales y psicológicos, reconociendo que el bienestar individual está insertado en un contexto más amplio.

Esta visión integrada cobra aún más relevancia cuando se aplica a los modelos económicos y sociales. Los sistemas productivos basados en la explotación desenfrenada de los recursos naturales se muestran insostenibles a largo plazo, llevando a la búsqueda de alternativas como la economía regenerativa y la agroecología, que respetan los ciclos de la naturaleza y promueven el equilibrio entre el desarrollo y la conservación. De la misma manera, las políticas públicas eficaces deben tener en cuenta la interconexión entre factores ambientales, educativos y de salud, garantizando soluciones más justas y amplias para los desafíos de la sociedad contemporánea. El reconocimiento de que cada elemento influye en el todo refuerza la importancia de los enfoques colaborativos y transdisciplinarios en la construcción de un futuro más sostenible.

Al unificar los conocimientos de la física, la biología y la ecología bajo una mirada holística, percibimos que la ciencia no solo describe la realidad, sino que también nos orienta sobre cómo interactuar con ella de manera más armoniosa. La comprensión de que vivimos en un universo interconectado nos invita a adoptar un papel más responsable en nuestras elecciones diarias, ya sea en el consumo consciente, en la preservación del medio ambiente o en la valorización de las relaciones humanas más empáticas y cooperativas. Si queremos garantizar un futuro viable para las próximas generaciones, debemos reconocer que la separación entre la naturaleza y la humanidad es solo una ilusión, y que el equilibrio del todo depende de la consciencia y las acciones de cada parte.

Capítulo 5
La Búsqueda de la Unidad

La espiritualidad siempre ha estado enraizada en la búsqueda de la comprensión de la unidad esencial que permea toda la existencia. Desde los tiempos más remotos, diversas tradiciones espirituales han desarrollado conceptos que enfatizan la interconexión entre el ser humano, el universo y el principio divino o trascendente. Esta visión holística no solo reconoce la presencia de un orden subyacente a la realidad, sino que también propone que la separación entre los seres es, en gran parte, una ilusión generada por una percepción limitada. A lo largo de la historia, la espiritualidad ha servido como un medio para disolver esta ilusión, promoviendo la idea de que cada individuo es una expresión de un todo mayor, interconectado por fuerzas visibles e invisibles que sustentan la vida. Así, ya sea mediante la contemplación, la meditación o las prácticas rituales, la experiencia espiritual busca trascender la fragmentación y revelar la armonía inherente a la existencia.

Al examinar las diferentes tradiciones espirituales, se percibe un denominador común en la valorización de la unidad fundamental del universo. En Oriente, sistemas como el hinduismo y el budismo enseñan que la verdadera realidad transciende las distinciones aparentes entre los seres y que el despertar espiritual ocurre cuando se percibe esta interdependencia esencial. En Occidente, las corrientes místicas dentro del cristianismo y el islam también describen estados de comunión profunda con lo divino, en los cuales la separación entre el yo y el otro se disuelve. Además de estas grandes tradiciones, los sistemas espirituales más ligados a la naturaleza, como las creencias indígenas y el sintoísmo, reflejan un entendimiento holístico del mundo, en el cual cada elemento de la creación es visto como sagrado y parte de un todo vivo y dinámico. De esta forma, la espiritualidad, independientemente de su origen cultural, invita al individuo a percibirse no como una entidad aislada, sino como un eslabón en una vasta red de relaciones cósmicas.

En el mundo contemporáneo, esta visión holística de la espiritualidad resurge como una respuesta a las crisis existenciales y ambientales que marcan la era moderna. Ante la fragmentación promovida por el materialismo y el individualismo, crece la necesidad de un enfoque que rescate el sentido de pertenencia a un todo mayor. La espiritualidad contemporánea a menudo integra sabidurías ancestrales con descubrimientos científicos, proponiendo que la consciencia, la materia y la energía forman una red inseparable. Movimientos como la ecología espiritual y las prácticas contemplativas ganan fuerza al ofrecer caminos para restaurar la conexión entre el ser humano y el planeta, reconociendo que la sanación individual está directamente ligada al equilibrio del mundo a su alrededor. De esta forma, la espiritualidad holística no solo amplía la comprensión de la realidad, sino que también inspira un modo de vida más armonioso y consciente, guiado por el reconocimiento de la interdependencia que une a todas las formas de existencia.

La Unidad en las Tradiciones Espirituales se manifiesta de diversas formas a lo largo de las tradiciones religiosas y filosóficas del mundo, reflejando una percepción común de que la realidad última es una totalidad indivisible. En el hinduismo, este principio está representado por el concepto de Brahman, la esencia absoluta y trascendente que permea todas las cosas. Descrito como la realidad suprema, Brahman está más allá de las distinciones y dualidades de la existencia común. Según las escrituras védicas y los Upanishads, alcanzar la percepción de esta unidad es el objetivo final de la jornada espiritual. Los sabios hindúes enseñan que la identidad individual, o atman, no está separada de Brahman, sino que es una manifestación de él. La realización de este principio, conocida como moksha, ocurre cuando la ilusión de la separación se disuelve, permitiendo que el individuo comprenda su verdadera naturaleza como parte inseparable del todo.

En el budismo, la interconexión fundamental de la existencia se expresa mediante el concepto de pratītyasamutpāda, u origen dependiente. Esta visión sugiere que todo lo que existe surge en relación con otras cosas, sin una esencia fija o independiente. La enseñanza central de Buda enfatiza que la idea de un yo separado es ilusoria, una construcción mental que genera sufrimiento. La liberación, o nirvana, ocurre cuando se transciende esta ilusión y se percibe la interdependencia absoluta entre todos los fenómenos. La práctica espiritual budista, incluyendo la meditación y la atención plena, tiene como objetivo disolver la percepción equivocada de la separación, permitiendo que el practicante experimente la unidad inherente a la realidad.

En el taoísmo, esta idea de unidad se manifiesta en la concepción del Tao, la fuerza universal que fluye a través de todas las cosas y que transciende la comprensión intelectual. El Tao Te Ching, obra fundamental atribuida a Laozi, describe el Tao como el principio fundamental de la existencia, un flujo natural que debe ser seguido en vez de resistido. La práctica espiritual en el taoísmo consiste en alinearse con este flujo, reconociendo que todas las dualidades - luz y sombra, yin y yang, vida y muerte - son expresiones de una única realidad subyacente. Para el practicante taoísta, la armonía surge cuando se acepta esta interdependencia y se vive de acuerdo con el ritmo natural del universo, en vez de intentar imponer un control artificial sobre la vida.

La Experiencia de la Unidad es descrita en varias tradiciones espirituales como un estado místico en el cual la percepción de la separación desaparece, dando lugar a un profundo sentimiento de pertenencia al todo. En el cristianismo, esta experiencia es relatada por místicos como San Juan de la Cruz y Santa Teresa de Ávila, que describieron momentos de fusión con lo divino en los cuales el yo individual se disuelve en la presencia de Dios. San Juan de la Cruz, en su poema "Noche Oscura del Alma", habla de una jornada espiritual en la cual la identidad del individuo es absorbida por la luz divina, resultando en una experiencia de amor y unidad absolutos. Para Santa Teresa, este estado de unión se manifiesta como un éxtasis profundo, en el cual el alma se percibe inmersa en Dios, sin distinción entre sujeto y objeto.

En el sufismo, la tradición mística del islam, la búsqueda de la unidad con Dios se expresa a través del concepto de fana, que significa la aniquilación del ego en la presencia divina. Los sufíes ven esta disolución del yo como la meta de la jornada espiritual, un proceso en el cual el individuo transciende las limitaciones de la identidad personal y experimenta la totalidad del Ser. El poeta sufí Rumi capturó esta experiencia en sus versos, describiendo el amor divino como un fuego que consume la individualidad, dejando solo la verdad esencial de la existencia. Para Rumi, Dios no está separado del mundo, sino presente en todas las cosas, y la verdadera realización espiritual ocurre cuando se reconoce esta unidad inherente.

La Espiritualidad y la Naturaleza también desempeñan un papel fundamental en la comprensión de la unidad cósmica. En muchas tradiciones indígenas, la Tierra es reverenciada como una madre sagrada, y todos los seres vivos son considerados parte de una gran red interconectada. Entre los pueblos nativos de América del Norte, por ejemplo, la espiritualidad está profundamente enraizada en la relación con la naturaleza, donde las montañas, los ríos y los animales son vistos como dotados de espíritu y consciencia. El respeto por la naturaleza no es solo una cuestión ecológica, sino un principio espiritual esencial, que sustenta la armonía entre los humanos y el mundo a su alrededor.

En el sintoísmo, la religión tradicional de Japón, la sacralidad de la naturaleza se expresa en el concepto de kami, espíritus que habitan las montañas, los bosques, los ríos e incluso los objetos inanimados. Los rituales sintoístas buscan honrar a estos espíritus, reconociendo que la vida humana está profundamente conectada al entorno natural. La preservación de la naturaleza no es vista solo como una necesidad material, sino como un deber sagrado, pues destruir la naturaleza es considerado un acto de irrespeto a los kami. Esta visión inspira prácticas que enfatizan el equilibrio y la reverencia por el mundo natural, promoviendo un modo de vida en sintonía con los ritmos del universo.

En el mundo moderno, la necesidad de reconectarse con esta visión holística de la existencia ha llevado a muchas personas a buscar formas de espiritualidad que integren las sabidurías antiguas con los descubrimientos contemporáneos. La Espiritualidad en el Mundo Moderno se manifiesta en movimientos como la ecología espiritual, que combina la preocupación ambiental con una comprensión espiritual de la naturaleza. Este enfoque reconoce que la crisis ambiental es, en esencia, también una crisis espiritual, un reflejo de la desconexión entre la humanidad y el planeta. Muchas tradiciones espirituales enseñan que cuidar de la Tierra no es solo una responsabilidad ecológica, sino un acto sagrado, y que restaurar esta conexión puede ser un camino para la sanación tanto del individuo como del mundo a su alrededor.

La meditación y otras prácticas contemplativas han cobrado protagonismo como herramientas para cultivar esta consciencia de unidad. Técnicas como la atención plena (mindfulness), la meditación trascendental y el yoga ayudan a calmar la mente y a expandir la percepción, permitiendo que el practicante experimente un sentido profundo de interconexión con todo a su alrededor. Estas prácticas no solo proporcionan bienestar psicológico, sino que también promueven un cambio en la forma en que los individuos se relacionan con el mundo, incentivando un estilo de vida más compasivo, sostenible y alineado con los principios de unidad y armonía.

De esta manera, la espiritualidad contemporánea no busca solo respuestas metafísicas, sino también soluciones para los desafíos concretos de la existencia. Al reconocer que la sanación del planeta y la realización espiritual están interconectadas, emerge un nuevo paradigma que valora la interdependencia entre todos los seres. Ya sea a través de las tradiciones antiguas o de las nuevas interpretaciones de la espiritualidad, la búsqueda de la unidad continúa siendo un eje central de la jornada humana, inspirando maneras más conscientes y armoniosas de vivir.

Esta búsqueda de la unidad, presente en las más diversas tradiciones espirituales, refleja un anhelo profundo del ser humano por la pertenencia y el significado. En un mundo cada vez más fragmentado, donde la individualidad es frecuentemente exaltada en detrimento de la colectividad, el rescate de esta visión integrada se vuelve esencial. La comprensión de que la separación entre los seres es una ilusión no solo transforma la forma en que nos vemos a nosotros mismos, sino que también influye directamente en nuestras relaciones interpersonales y nuestra conexión con el planeta. Cuando percibimos que formamos parte de un todo mayor, pasamos a actuar con más empatía, responsabilidad y respeto, reconociendo que cada gesto, por pequeño que sea, repercute en la gran red de la existencia.

Sin embargo, esta jornada hacia la unidad no se limita al ámbito de la espiritualidad tradicional. En muchos aspectos, la ciencia contemporánea ha corroborado esta visión, demostrando que la interdependencia es una característica fundamental de la realidad. La física cuántica sugiere que la separación entre la materia y la energía es ilusoria, mientras que la ecología muestra que la supervivencia de cada ser depende del equilibrio del ecosistema a su alrededor. Este diálogo entre la espiritualidad y la ciencia fortalece la idea de que la unidad no es solo un concepto filosófico o religioso, sino una verdad fundamental de la existencia. Así, el reencuentro con esta perspectiva puede ser la clave para afrontar los desafíos del presente, promoviendo un modo de vida más armonioso y sostenible.

A lo largo de la historia, la búsqueda de la unidad ha guiado a la humanidad por caminos diversos, ya sea en la contemplación silenciosa de los monjes, en las danzas rituales de los pueblos ancestrales o en las investigaciones de los científicos que intentan descifrar los misterios del cosmos. Al final, todos estos enfoques convergen en una misma percepción: somos todos partes de un gran todo, interconectados de maneras que muchas veces no comprendemos completamente. Y tal vez la mayor lección de esta jornada sea justamente esa: no hay separación entre nosotros y el universo, entre lo espiritual y lo material, entre el pasado y el futuro. Hay solo el flujo continuo de la existencia, invitándonos, a cada instante, a despertar a la profunda unidad que nos conecta.

Capítulo 6
La Hipótesis de Gaia

La concepción de que la Tierra opera como un sistema vivo y dinámico gana respaldo científico en la Hipótesis de Gaia, propuesta por James Lovelock. Esta teoría presenta la Tierra como un sistema integrado, en el cual organismos vivos y componentes físicos interactúan continuamente para mantener condiciones propicias para la vida. A diferencia de las visiones tradicionales que analizan los elementos del planeta de forma aislada, la Hipótesis de Gaia destaca la interdependencia entre la biosfera, la atmósfera, la hidrosfera y la geosfera, sosteniendo que la propia vida influye activamente en la estabilidad del medio ambiente. Esta perspectiva sugiere que los procesos biológicos no son meros productos del ambiente terrestre, sino que desempeñan un papel esencial en su regulación, creando un equilibrio dinámico a lo largo del tiempo. El concepto de Gaia no solo amplía la comprensión sobre el funcionamiento del planeta, sino que también desafía los enfoques convencionales de la ciencia, proponiendo un modelo sistémico en el cual las interacciones entre los organismos y su medio determinan la habitabilidad de la Tierra.

La idea central de la hipótesis no implica que la Tierra posea consciencia o intención, sino que sus procesos naturales operan de manera autorreguladora, como un organismo vivo mantendría su homeostasis. Las evidencias sugieren que la composición de la atmósfera, por ejemplo, no es un reflejo pasivo de procesos químicos y físicos, sino un resultado de la interacción entre la vida y el ambiente. La estabilidad de los niveles de oxígeno, la regulación del clima y el mantenimiento de la salinidad de los océanos son algunos de los mecanismos que sustentan esta visión. El equilibrio de los gases atmosféricos, como el oxígeno y el dióxido de carbono, ocurre porque los organismos fotosintetizadores ajustan la composición del aire, mientras que las reacciones químicas y los procesos geológicos complementan esta regulación. Este modelo sistémico demuestra cómo la vida, desde microorganismos hasta ecosistemas complejos, moldea y es moldeada por el ambiente en un ciclo continuo de ajustes y respuestas. La propuesta de Lovelock, por lo tanto, establece un nuevo paradigma para el estudio del planeta, incentivando un enfoque más integrado y holístico sobre las relaciones ecológicas y geofísicas.

La Hipótesis de Gaia también plantea interrogantes sobre el impacto de la actividad humana en el equilibrio del planeta. Si la vida, a lo largo de miles de millones de años, participó activamente en el mantenimiento de las condiciones ideales para su propia existencia, la rápida modificación ambiental causada por el hombre puede representar una amenaza para esta estabilidad. Los cambios climáticos, la contaminación y la destrucción de ecosistemas perturban los mecanismos naturales de regulación, alterando la capacidad de la Tierra para adaptarse y mantener el equilibrio. Esta visión refuerza la necesidad de un pensamiento más amplio y sostenible, en el que la humanidad reconozca su participación en el sistema terrestre como un todo. Comprender la Tierra bajo la perspectiva de Gaia nos lleva a considerar que cualquier intervención en el medio ambiente debe ser analizada no solo en sus efectos inmediatos, sino en su influencia en los procesos globales que sustentan la vida.

El origen de la Hipótesis de Gaia se remonta a la década de 1970, cuando el científico James Lovelock, en colaboración con la microbióloga Lynn Margulis, desarrollaba métodos para detectar vida en otros planetas al servicio de la NASA. Durante sus investigaciones, Lovelock comenzó a percibir que la atmósfera terrestre no era solo un reflejo pasivo de procesos físicos y químicos, sino el resultado de una interacción constante entre los organismos vivos y su ambiente. Esta percepción llevó a la formulación de la hipótesis de que la Tierra, como un todo, funciona como un sistema dinámico y autorregulador, capaz de mantener condiciones propicias para la vida a lo largo del tiempo.

El nombre "Gaia" fue sugerido por el escritor William Golding, amigo de Lovelock, inspirado en la diosa griega que personifica la Tierra. La elección de este nombre reforzaba la idea de un planeta vivo, en el cual los procesos biológicos y geológicos trabajan en conjunto para garantizar su estabilidad. Lovelock adoptó este término para enfatizar la interdependencia entre los elementos naturales y la vida, desafiando la visión fragmentada que predominaba en la ciencia hasta entonces. Su propuesta no implicaba que la Tierra tuviera consciencia o intención, sino que sus mecanismos naturales operaban de manera similar a la homeostasis de un organismo vivo.

La Hipótesis de Gaia se basa en algunos principios fundamentales que describen cómo los componentes del planeta interactúan para mantener el equilibrio necesario para la vida. Uno de los aspectos centrales de esta hipótesis es el concepto de feedback, o retroalimentación, que regula factores esenciales como la temperatura, la composición atmosférica y la salinidad de los océanos. Un ejemplo clásico es la regulación del clima. La concentración de gases en la atmósfera, como el dióxido de carbono (CO_2) y el metano (CH_4), tiene influencia directa en la temperatura global. Cuando hay un aumento en la temperatura, ciertos procesos biológicos, como la fotosíntesis, pueden intensificarse, absorbiendo más CO_2 y reduciendo el efecto invernadero. Este mecanismo de feedback negativo contribuye a evitar variaciones extremas de temperatura, manteniendo condiciones habitables.

Otro ejemplo significativo de la autorregulación terrestre es el mantenimiento de la salinidad de los océanos. Los ríos constantemente transportan sales minerales a los mares, lo que podría, a lo largo del tiempo, aumentar la salinidad a niveles incompatibles con la vida. Sin embargo, esta acumulación excesiva no ocurre debido a la actuación de procesos biológicos y geológicos, como la formación de sedimentos y la acción de microorganismos marinos que remueven sales del agua. Este equilibrio dinámico impide que los océanos se tornen excesivamente salados y asegura la supervivencia de los ecosistemas acuáticos.

La concepción de la Tierra como un sistema vivo enfatiza la interconexión entre sus componentes y la importancia de comprenderla de manera integrada. La Hipótesis de Gaia nos invita a abandonar la visión fragmentada del planeta y a reconocer que todas las formas de vida, desde los microorganismos hasta los ecosistemas más complejos, desempeñan papeles fundamentales en el mantenimiento de las condiciones ambientales. Esta perspectiva sistémica se alinea con la ciencia moderna de los sistemas terrestres, que estudia la interacción entre los elementos bióticos y abióticos del planeta.

Aunque la Hipótesis de Gaia fue recibida con escepticismo en sus primeros años, sus ideas fundamentales pasaron a ser incorporadas al pensamiento científico contemporáneo. Inicialmente, muchos científicos cuestionaron la hipótesis, argumentando que carecía de evidencias concretas y que la idea de un planeta autorregulador parecía exagerada. Sin embargo, con el avance de las investigaciones sobre los ciclos biogeoquímicos, quedó claro que los organismos vivos desempeñan un papel esencial en la regulación del ambiente terrestre. Los estudios demostraron que la composición de la atmósfera, la temperatura global y otros factores ambientales no son meros productos del azar, sino que reflejan interacciones complejas entre la biosfera y los demás componentes del planeta.

Actualmente, la Hipótesis de Gaia es ampliamente reconocida como una contribución valiosa para la ciencia de los sistemas terrestres. Aunque la idea de que la Tierra funcione como un organismo vivo aún genera debates, el concepto de que opera como un sistema interdependiente es ampliamente aceptado. La comprensión de que la vida influye activamente en el ambiente ayudó a reformular la manera como estudiamos los cambios climáticos, la ecología y la geofísica.

Las implicaciones de esta hipótesis van más allá de la ciencia y tocan directamente en las cuestiones ambientales y en la relación de la humanidad con el planeta. Si la Tierra ha sido capaz de mantener condiciones favorables a la vida durante miles de millones de años, las acciones humanas pueden representar una amenaza significativa a este equilibrio. La contaminación, la deforestación y la emisión excesiva de gases de efecto invernadero perturban los mecanismos naturales de regulación y pueden comprometer la estabilidad climática y ecológica del planeta. El calentamiento global, el aumento de la acidez de los océanos y la pérdida de biodiversidad son ejemplos de cómo las actividades humanas afectan los procesos naturales que sustentan la vida.

La perspectiva ofrecida por la Hipótesis de Gaia nos lleva a reflexionar sobre la necesidad de un enfoque más holístico y sostenible para lidiar con los desafíos ambientales. En lugar de tratar problemas como el calentamiento global o la extinción de especies de forma aislada, debemos considerar las conexiones entre todos los elementos del sistema terrestre. Las soluciones para las crisis ambientales no pueden limitarse a medidas paliativas; es preciso adoptar estrategias integradas que tengan en cuenta la interdependencia entre el clima, la biodiversidad, los recursos hídricos y las actividades humanas.

De esta forma, la Hipótesis de Gaia nos enseña que cada acción tiene repercusiones en todo el sistema planetario. Si queremos garantizar un futuro sostenible, es esencial reconocer nuestra participación activa en la dinámica terrestre y asumir la responsabilidad por preservar el equilibrio que ha permitido la existencia de la vida durante tanto tiempo. Esta visión no solo transforma nuestro entendimiento científico sobre la Tierra, sino que también refuerza la necesidad de un compromiso colectivo con la preservación del medio ambiente.

A lo largo de las décadas, la Hipótesis de Gaia ha inspirado nuevas enfoques científicos y filosóficos sobre la relación entre la vida y el medio ambiente. Su impacto va más allá de la academia, influenciando movimientos ecológicos, políticas ambientales e incluso la ética ambiental. La idea de que la Tierra funciona como un sistema autorregulador refuerza la urgencia de repensar nuestro papel en el planeta, no como dominadores de la naturaleza, sino como participantes activos de un equilibrio que viene siendo construido hace miles de millones de años. Este cambio de perspectiva sugiere que, en lugar de explotar los recursos naturales sin considerar sus consecuencias, debemos aprender con los mecanismos naturales de regulación y adaptación que la propia Tierra nos ofrece.

Al integrar esta visión sistémica a nuestra comprensión del planeta, podemos desarrollar tecnologías y estrategias que trabajen en armonía con los procesos naturales, minimizando los impactos negativos y promoviendo un modelo de desarrollo sostenible. La ciencia de los sistemas terrestres, impulsada por ideas derivadas de la Hipótesis de Gaia, continúa avanzando, revelando cómo las interacciones entre los organismos y el ambiente moldean el futuro de la vida en el planeta. La creciente concientización sobre los cambios climáticos y la necesidad de transiciones energéticas son reflejos de esta comprensión más amplia, que nos lleva a considerar soluciones basadas en ciclos naturales y procesos regenerativos.

Así, la Hipótesis de Gaia permanece como un recordatorio de que la Tierra no es solo un escenario para la vida, sino un sistema vivo en sí mismo, en el cual cada elemento desempeña un papel fundamental en el mantenimiento de las condiciones ambientales. Reconocer esta interdependencia nos desafía a actuar con más responsabilidad y sensibilidad frente a las crisis ecológicas que enfrentamos. La verdadera sostenibilidad solo se alcanzará cuando veamos la Tierra no como un recurso a ser explotado, sino como un organismo del cual formamos parte, cuya salud y equilibrio son esenciales para la continuidad de la vida.

Capítulo 7
Respetando la Interconexión de la Vida

La comprensión de la interconexión entre todas las formas de vida en el planeta transforma la manera como los seres humanos perciben su papel en el mundo natural. La ecología profunda surge como una respuesta a la visión reduccionista y utilitarista que históricamente dominó las relaciones entre la humanidad y el medio ambiente. En lugar de considerar la naturaleza solo como un recurso a ser explotado, este enfoque propone una transformación radical en la manera como las personas interactúan con los ecosistemas, reconociendo la intrínseca interdependencia entre todos los seres vivos. Esta perspectiva no se limita a ajustes técnicos o soluciones paliativas para problemas ambientales, sino que busca una revolución en la consciencia, la cultura y los valores humanos, promoviendo una visión integrada y respetuosa de la vida. Al afirmar que cada ser posee un valor intrínseco, independientemente de su utilidad para la humanidad, la ecología profunda desafía la mentalidad dominante e invita a la sociedad a reevaluar sus actitudes, políticas y hábitos en relación con el planeta.

Esta nueva perspectiva filosófica y ambientalista enfatiza que la crisis ecológica no es solo un problema técnico a ser resuelto con innovaciones científicas, sino una crisis de valores que exige cambios profundos en el modo de pensar y actuar. La degradación de los ecosistemas, la pérdida de la biodiversidad y el colapso climático no son eventos aislados, sino síntomas de un paradigma equivocado que separa a los humanos de la naturaleza y los coloca en una posición de dominio. La ecología profunda propone, en contraste, un modelo de coexistencia en el que la humanidad reconoce su inserción en una compleja red de vida, donde todas las especies desempeñan papeles esenciales en el equilibrio del planeta. Esta visión desafía la estructura jerárquica tradicional que coloca los intereses humanos por encima de los demás seres vivos y sugiere un cambio hacia un modelo biocéntrico, donde cada organismo tiene derecho a la existencia y al florecimiento dentro de su propio contexto ecológico.

Al adoptar esta perspectiva, la ecología profunda inspira prácticas y movimientos orientados a la construcción de un futuro sostenible y regenerativo. La valoración de la diversidad biológica y cultural, la búsqueda de estilos de vida más simples y sostenibles, y la defensa de la justicia ecológica son algunos de los principios que emergen de esta filosofía. Las comunidades autosuficientes, la permacultura, la restauración de ecosistemas degradados y la educación ecológica son ejemplos prácticos de cómo esta visión puede ser aplicada en el día a día. Aunque es blanco de críticas por su radicalismo y por cuestionar estructuras socioeconómicas consolidadas, la ecología profunda presenta un camino para repensar la relación entre la humanidad y la naturaleza, promoviendo un mundo más equilibrado y armonioso. Esta transformación no ocurre solo a través de cambios políticos o económicos, sino por un despertar colectivo hacia la interconectividad de la vida y hacia la responsabilidad compartida de preservar el planeta para las generaciones futuras.

El término "ecología profunda" fue acuñado por el filósofo noruego Arne Naess en 1973, marcando una distinción esencial entre un enfoque superficial de la ecología y una comprensión más filosófica y holística de la relación entre la humanidad y la naturaleza. Para Naess, la crisis ambiental transciende la esfera técnica y se arraiga en un problema de valores y de visión del mundo. Mientras que la ecología tradicional con frecuencia se centra en resolver problemas ambientales a través de medidas pragmáticas y paliativas, la ecología profunda propone una revolución más amplia en la manera como los seres humanos perciben su conexión con el planeta.

La base de esta filosofía fue fuertemente influenciada por diversas tradiciones espirituales y filosóficas, como el budismo y el taoísmo, que enfatizan la armonía con la naturaleza, además de las cosmovisiones indígenas que siempre han sostenido una relación de respeto y reciprocidad con el medio ambiente. El pensamiento holístico también contribuyó significativamente, proporcionando una perspectiva sistémica sobre los procesos naturales y la interdependencia entre los organismos. Además, figuras como Rachel Carson, autora de Primavera Silenciosa, y Aldo Leopold, con su ética de la tierra expresada en A

Sand County Almanac, ofrecieron contribuciones fundamentales al destacar los impactos de la acción humana sobre los ecosistemas y la necesidad de un enfoque más ético y responsable.

En un intento de estructurar esta visión, Arne Naess y George Sessions elaboraron, en 1984, un conjunto de principios fundamentales que definen la ecología profunda. El primer principio establece el valor intrínseco de todas las formas de vida, independientemente de su utilidad para los seres humanos. Este concepto rompe con la mentalidad antropocéntrica predominante, reconociendo que cada organismo tiene derecho a la existencia y al desarrollo dentro de su propio nicho ecológico. La diversidad biológica y cultural se valora igualmente, ya que garantiza la resiliencia de los ecosistemas y fortalece la adaptación de los seres vivos a los cambios ambientales.

Otro principio esencial de la ecología profunda es la necesidad de un cambio en el comportamiento humano. Para garantizar la salud del planeta, es imperativo reducir la interferencia excesiva en los ecosistemas y adoptar estilos de vida más simples y sostenibles. Esto implica una revisión de los patrones de consumo, una mayor consciencia sobre el impacto ambiental de las actividades humanas y un esfuerzo para alinear las prácticas cotidianas con el equilibrio ecológico.

La justicia ecológica también ocupa un papel central dentro de esta perspectiva. La explotación indiscriminada de la naturaleza está directamente relacionada con la marginación de las comunidades vulnerables, especialmente aquellas que dependen directamente de los recursos naturales para su supervivencia. De esta manera, la lucha por la preservación ambiental no puede disociarse de la búsqueda de la equidad social, ya que ambos aspectos están profundamente interconectados.

La interdependencia entre todos los seres vivos refuerza esta visión, pues evidencia que el bienestar humano está intrínsecamente conectado a la salud del planeta. Cuando los ecosistemas son destruidos o alterados de manera irreversible, los impactos recaen no solo sobre las especies que los habitan, sino también sobre las poblaciones humanas que dependen de los servicios ecosistémicos para su supervivencia, como el agua limpia, el aire puro y el suelo fértil.

La ecología profunda también propone una noción ampliada de autorrealización, incentivando a los individuos a percibirse como parte de una red viva e interconectada, en lugar de agentes aislados en un mundo fragmentado. Esta comprensión transforma la manera como las personas ven su identidad y propósito, fomentando un sentimiento de pertenencia y responsabilidad hacia el medio ambiente.

En el ámbito político y social, la descentralización del poder se señala como un camino viable para promover una mayor sostenibilidad. Las comunidades locales autosuficientes, basadas en modelos cooperativos y participativos, pueden desempeñar un papel crucial en la construcción de sociedades más justas y resilientes. Esto implica una redistribución de las decisiones a niveles más cercanos a las realidades locales, permitiendo una gestión más eficiente y respetuosa de los recursos naturales.

Además, la ecología profunda defiende la acción directa y no violenta como un medio legítimo de promover la justicia ecológica y proteger el medio ambiente. Las manifestaciones, los boicots y las prácticas de resistencia pacífica se convierten en herramientas fundamentales para presionar por cambios y concientizar a la sociedad sobre la urgencia de la crisis ambiental.

La adopción de una visión holística de la naturaleza es una de las características centrales de la ecología profunda, pues rechaza la noción de que la humanidad ocupa un lugar superior en la jerarquía de la vida. En cambio, propone que los seres humanos reconozcan su papel dentro de un sistema mayor e interdependiente, en el cual cada organismo posee una función esencial. Este cambio de perspectiva tiene implicaciones profundas para los patrones de consumo, los modelos económicos y las relaciones sociales, incentivando prácticas más responsables y armónicas.

Este enfoque se traduce en una serie de aplicaciones prácticas que abarcan diversas áreas de la vida cotidiana. En el sector agrícola, por ejemplo, la ecología profunda promueve métodos de cultivo sostenibles, como la permacultura y la agricultura orgánica, que respetan los ciclos naturales y minimizan el impacto ambiental. La restauración ecológica es otro aspecto esencial, con iniciativas orientadas a la recuperación de áreas degradadas y la conservación de la biodiversidad.

El incentivo a un estilo de vida más simple y consciente también forma parte de esta filosofía. Esto no significa renunciar a la comodidad o al progreso, sino repensar los hábitos de consumo, reduciendo el desperdicio y priorizando prácticas más sostenibles. La educación ambiental juega un papel fundamental en este proceso, ya que es a través de la concientización que se puede promover una transformación duradera en la mentalidad colectiva.

A pesar de sus valiosas contribuciones, la ecología profunda no está exenta de críticas. Algunos argumentan que su propuesta es utópica y difícil de implementar en el contexto globalizado e industrializado actual. Otros señalan que el énfasis en la reducción de la interferencia humana puede descuidar las necesidades de las poblaciones en países en desarrollo, que a menudo dependen de la explotación de los recursos naturales para su subsistencia.

Sin embargo, sus defensores sostienen que la gravedad de la crisis ambiental exige cambios radicales en la forma en que la humanidad interactúa con el planeta. Argumentan que las medidas paliativas no son suficientes para enfrentar los desafíos ecológicos del siglo XXI y que solo una transformación profunda en los valores y hábitos puede garantizar un futuro sostenible para las próximas generaciones.

De esta manera, la ecología profunda ofrece no solo un conjunto de principios filosóficos, sino un llamado a la acción, incentivando una nueva relación entre los seres humanos y el mundo natural. Al reconocer la interconectividad de la vida y asumir la responsabilidad por la preservación de los ecosistemas, la sociedad puede dar un paso significativo hacia un futuro más equilibrado, donde el respeto a la naturaleza y la justicia ecológica sean valores centrales.

La adopción de esta perspectiva exige un compromiso continuo con el cambio, tanto a nivel individual como colectivo. Pequeñas decisiones diarias, como la reducción del consumo de recursos, el apoyo a las prácticas agrícolas sostenibles y la valoración de la biodiversidad, se suman a las acciones políticas y sociales que desafían los modelos depredadores de desarrollo. La transición hacia una sociedad más armoniosa con la naturaleza no ocurre de manera instantánea, sino que se fortalece a medida que más personas toman conciencia de la necesidad de repensar sus relaciones con el mundo natural.

Más que una filosofía abstracta, la ecología profunda invita a la experimentación práctica de nuevas formas de convivencia y organización. Los proyectos de regeneración ambiental, los movimientos de resistencia ecológica y las redes de apoyo comunitario demuestran que el cambio es posible y que las alternativas sostenibles ya están en construcción. La urgencia de las crisis ambientales, lejos de ser un obstáculo, puede servir como catalizador para una transformación colectiva, impulsada por aquellos que reconocen la interdependencia de la vida y desean actuar en su favor.

La interconexión entre todos los seres vivos nos recuerda que nuestras acciones repercuten mucho más allá del presente inmediato. Al reconocer el valor intrínseco de la naturaleza y asumir una postura de respeto y cooperación, la humanidad tiene la oportunidad de redefinir su papel en el planeta. La construcción de un futuro sostenible no depende solo de los avances tecnológicos o de los cambios políticos, sino de una revolución en la forma en que percibimos y vivimos nuestra relación con el mundo natural.

Capítulo 8
Holismo y Sostenibilidad

La búsqueda de un futuro sostenible exige un cambio profundo en la forma en que comprendemos e interactuamos con el mundo. En un planeta donde los desafíos ambientales, sociales y económicos están intrínsecamente ligados, se vuelve esencial abandonar visiones fragmentadas y adoptar un enfoque holístico, que reconozca la interdependencia entre todos los sistemas. La crisis climática, el agotamiento de los recursos naturales, la desigualdad social y la inestabilidad económica no son problemas aislados, sino síntomas de un modelo de desarrollo que prioriza las ganancias inmediatas en detrimento de la armonía a largo plazo. Para superar estos desafíos, es fundamental integrar conocimiento, innovación y valores éticos, promoviendo una visión que respete los límites de la naturaleza, garantice la justicia social e impulse una economía sostenible.

El enfoque holístico parte del principio de que ninguna solución eficaz puede ser encontrada sin considerar el impacto de cada acción dentro del conjunto mayor del sistema global. Las soluciones tradicionales, muchas veces limitadas a ajustes puntuales, fallan por ignorar conexiones vitales entre diferentes sectores y aspectos de la vida humana y ambiental. Cuando las políticas públicas o los avances tecnológicos buscan corregir un problema específico sin tener en cuenta su efecto en otras áreas, los resultados pueden ser contradictorios. Por ejemplo, las prácticas agrícolas intensivas aumentan la producción de alimentos en el corto plazo, pero empobrecen el suelo, contaminan fuentes de agua y contribuyen a la deforestación, creando nuevos problemas ambientales y sociales. De la misma forma, las soluciones energéticas que reducen la emisión de carbono pueden tener impactos negativos si no son planificadas de forma integrada, como la competencia entre biocombustibles y la seguridad alimentaria. El holismo propone que toda decisión sea tomada con una visión amplia, considerando cómo diferentes factores interactúan e influyen unos a otros a lo largo del tiempo.

Ante esta realidad, la sostenibilidad holística se presenta como un camino esencial para redefinir nuestra relación con el planeta y con nosotros mismos. La transición hacia este modelo exige cambios estructurales en la economía, en la cultura y en la forma en que organizamos nuestras sociedades, priorizando un equilibrio dinámico entre preservación ambiental, desarrollo económico y bienestar social. Esto significa incentivar prácticas como la economía circular, que reduce el desperdicio y optimiza recursos; la agricultura regenerativa, que mantiene la fertilidad de los suelos y protege la biodiversidad; y la planificación urbana sostenible, que integra espacios verdes, transporte eficiente e inclusión social. Además, la educación desempeña un papel central en esta transformación, promoviendo una conciencia colectiva volcada hacia soluciones integradas y de largo plazo. Solamente al reconocer que todas las formas de vida y actividades humanas forman parte de un sistema interconectado, será posible construir un futuro verdaderamente sostenible, basado en la armonía entre progreso y preservación.

La necesidad de un enfoque holístico se vuelve evidente cuando analizamos las limitaciones de la sostenibilidad tradicional, que muchas veces se enfoca separadamente en los aspectos ambiental, social y económico. Este modelo fragmentado puede llevar a soluciones que, aunque resuelvan un problema específico, crean nuevos desafíos en otras áreas. Un ejemplo claro de esto es la producción de biocombustibles, que visa reducir las emisiones de carbono, pero puede resultar en deforestación acelerada y competencia por tierras agrícolas, comprometiendo la seguridad alimentaria y la biodiversidad. De esta forma, se vuelve esencial adoptar una mirada integradora, comprendiendo que cada acción en un sector reverbera en todo el sistema global.

El holismo nos invita a ver estos pilares como interconectados e interdependientes, exigiendo que cualquier solución sostenible lleve en consideración las interacciones complejas entre sistemas ambientales, sociales y económicos. En vez de intervenciones aisladas, necesitamos estrategias que aborden los desafíos en su totalidad, promoviendo beneficios mutuos y evitando efectos colaterales negativos. Un ejemplo de esto es el desarrollo de políticas de reforestación que, además de capturar carbono, también regeneren ecosistemas, protejan fuentes de agua y promuevan inclusión social a través de la participación de comunidades locales en la restauración ambiental. Esta aproximación sistémica se vuelve imprescindible para garantizar que las respuestas a los desafíos globales sean eficaces y duraderas.

La sostenibilidad holística se fundamenta en principios esenciales que orientan la creación de soluciones equilibradas e integradas. El primero de estos principios es la interconexión, que reconoce que todas las áreas de la vida están interligadas y que ninguna acción ocurre aisladamente. Esto significa que los cambios en el uso del suelo, en la producción industrial o en el consumo energético tendrán impactos que van más allá de sus sectores directos, afectando la biodiversidad, el clima y la sociedad como un todo.

El equilibrio es otro principio central, pues busca armonizar las necesidades ambientales, sociales y económicas, garantizando que una de estas dimensiones no sea priorizada en detrimento de las otras. Los modelos de desarrollo sostenible deben ser pensados de manera que permitan el crecimiento económico sin comprometer la integridad de los ecosistemas o aumentar las desigualdades sociales.

La resiliencia también se destaca como un pilar esencial. Los sistemas sostenibles necesitan ser capaces de adaptarse y recuperarse de perturbaciones, ya sean crisis económicas, cambios climáticos o desastres naturales. Estrategias como la diversificación de fuentes de energía, el fortalecimiento de la agricultura local y la implementación de infraestructuras resilientes son ejemplos de cómo la sostenibilidad holística puede aumentar la capacidad de adaptación de la sociedad frente a los desafíos futuros.

Otro aspecto fundamental es la justicia, que exige la distribución equitativa de los beneficios y costos de la sostenibilidad. Esto significa que las políticas ambientales no pueden perjudicar a las comunidades vulnerables, y que las decisiones sobre el uso de los recursos naturales deben tener en cuenta tanto a las generaciones actuales como a las futuras. La inclusión de poblaciones marginadas en los procesos de toma de decisiones y la implementación de mecanismos de compensación justa son estrategias que garantizan que el progreso sostenible sea verdaderamente democrático.

Por último, la visión de largo plazo es indispensable para un enfoque holístico, pues las elecciones que se hacen hoy tendrán impactos duraderos. Planificar ciudades, infraestructuras y modelos económicos considerando su impacto para las próximas generaciones es fundamental para evitar soluciones paliativas que solo postergan los problemas. Las inversiones en educación ambiental, conservación de recursos naturales y tecnologías sostenibles son medidas que garantizan un futuro equilibrado y próspero.

En la práctica, la sostenibilidad holística puede ser aplicada en diversas áreas, trayendo soluciones innovadoras para desafíos urbanos, agrícolas e industriales. En la planificación urbana, por ejemplo, un modelo holístico no se limita a la infraestructura física, sino que considera la calidad de vida, la inclusión social y la resiliencia ambiental. Esto implica la creación de espacios verdes que proporcionen bienestar y reduzcan la temperatura de las ciudades, el incentivo al transporte público sostenible y la integración de tecnologías que minimicen el consumo de energía y recursos.

En la agricultura, la aproximación holística se manifiesta en la adopción de prácticas regenerativas que buscan restaurar la salud del suelo, conservar el agua y proteger la biodiversidad. Técnicas como la agroforestería, que combina especies agrícolas y árboles nativos para crear ecosistemas productivos y equilibrados, la rotación de cultivos para mantener la fertilidad del suelo y el uso de compostos orgánicos para reducir la dependencia de fertilizantes sintéticos son estrategias que promueven un sistema alimentario sostenible.

Otro ejemplo significativo es la economía circular, un modelo que propone un cambio radical en la forma en que utilizamos los recursos. A diferencia del modelo lineal de "extraer, producir y desechar", la economía circular se basa en la reutilización, el reciclaje y la regeneración de materiales, reduciendo el desperdicio y maximizando la eficiencia. Las empresas que adoptan este enfoque invierten en embalajes biodegradables, procesos de producción que minimizan residuos y sistemas de logística inversa para la reutilización de productos.

La educación también desempeña un papel esencial en este proceso, pues un modelo holístico de enseñanza va más allá de la transmisión de información técnica e incentiva valores y actitudes sostenibles. La educación para la sostenibilidad debe enfatizar la interconexión de todas las formas de vida y la responsabilidad colectiva en la preservación del planeta. Las escuelas y universidades pueden incluir prácticas como huertas comunitarias, proyectos de reutilización de materiales e iniciativas de participación ambiental para que el aprendizaje sea más práctico y significativo.

Sin embargo, la transición hacia una sostenibilidad holística enfrenta desafíos considerables. Uno de los mayores obstáculos es la resistencia al cambio, especialmente en sistemas económicos y políticos que priorizan ganancias inmediatas en detrimento del bienestar a largo plazo. Reformular cadenas productivas, repensar modelos de crecimiento e integrar principios ecológicos a las políticas públicas exige voluntad política, inversiones estratégicas y un esfuerzo conjunto entre gobiernos, empresas y la sociedad civil.

Además, la complejidad de los sistemas globales dificulta prever y gestionar todos los impactos de las acciones sostenibles. Una solución bienintencionada puede generar consecuencias inesperadas si no es analizada de forma exhaustiva. Por eso, la investigación científica y el monitoreo continuo son herramientas indispensables para garantizar que las estrategias implementadas realmente promuevan el equilibrio y la resiliencia.

A pesar de estos desafíos, hay innumerables oportunidades para avanzar hacia un modelo más sostenible. La creciente concienciación sobre los problemas ambientales y sociales ha impulsado la demanda por soluciones integradas e innovadoras. Las tecnologías emergentes, como las fuentes de energía renovable, la inteligencia artificial aplicada a la gestión de recursos y la biotecnología para la regeneración ambiental, ofrecen herramientas poderosas para la construcción de un futuro más equilibrado.

La colaboración global también se muestra esencial. El intercambio de conocimientos, la cooperación entre naciones y la creación de redes de innovación sostenible son estrategias fundamentales para afrontar desafíos que sobrepasan las fronteras, como el cambio climático y la escasez de recursos.

Mientras que los gobiernos y las empresas desempeñan un papel central en este proceso, los individuos también tienen un impacto significativo en la construcción de un mundo más sostenible. Pequeños cambios en el estilo de vida, como reducir el consumo excesivo, optar por productos de origen sostenible, evitar el desperdicio de alimentos y apoyar iniciativas locales de preservación, contribuyen a un efecto colectivo transformador. Además, la divulgación del conocimiento y la participación en causas ambientales fortalecen la cultura de la sostenibilidad, promoviendo una mentalidad que valora el equilibrio y la responsabilidad compartida.

Al adoptar un enfoque holístico, podemos afrontar los desafíos globales de manera más eficaz y construir un futuro verdaderamente sostenible. La sostenibilidad holística no es solo un concepto teórico, sino un camino que exige compromiso, innovación y colaboración para garantizar la armonía entre progreso y preservación.

La adopción de esta perspectiva exige un cambio en la forma en que las sociedades planean su desarrollo, reconociendo que cada decisión tiene implicaciones amplias e interconectadas. En vez de medidas fragmentadas y reactivas, la sostenibilidad holística propone estrategias proactivas y sistémicas, que consideren tanto los impactos inmediatos como los efectos a largo plazo. Para ello, es necesario un esfuerzo colectivo que involucre a gobiernos, empresas, instituciones académicas y la sociedad civil, promoviendo políticas y prácticas que incentiven la regeneración ambiental, la equidad social y el uso responsable de los recursos naturales.

Esta transformación no significa renunciar al progreso o al crecimiento económico, sino redefinir sus parámetros para que sean compatibles con la resiliencia de los ecosistemas y el bienestar humano. Los modelos de desarrollo que valoran la cooperación, la innovación sostenible y el respeto a los ciclos naturales demuestran que es posible prosperar sin comprometer las bases que sustentan la vida en el planeta. Al integrar diferentes áreas del conocimiento y considerar la interdependencia entre sistemas ecológicos, sociales y económicos, se abre camino para un futuro en el que el equilibrio entre la humanidad y la naturaleza sea no solo un ideal, sino una realidad concreta.

El desafío de construir este futuro exige no solo avances tecnológicos y cambios institucionales, sino también un compromiso ético y cultural con la preservación de la vida en todas sus formas. La sostenibilidad holística no se trata solo de minimizar los impactos negativos, sino de crear soluciones regenerativas que fortalezcan los ecosistemas y promuevan la justicia para todas las generaciones. Al comprender que estamos insertos en una red de relaciones interdependientes, podemos actuar con más conciencia y responsabilidad, garantizando que el legado que dejemos para el futuro sea de armonía, abundancia y respeto a la complejidad del mundo natural.

Capítulo 9
La Sabiduría de los Ecosistemas

La naturaleza opera como un gran sistema dinámico e interconectado, donde cada organismo y elemento desempeña un papel fundamental en el mantenimiento del equilibrio ecológico. A diferencia de los modelos lineales y fragmentados de la organización humana, los ecosistemas funcionan mediante ciclos cerrados, aprovechando y transformando recursos de manera eficiente. Esta compleja red de interdependencias demuestra que la sostenibilidad no es solo un concepto abstracto, sino un principio intrínseco a la propia vida. La capacidad de los ecosistemas de autorregularse, adaptarse a los cambios y prosperar por largos periodos sin generar desperdicio o colapsar evidencia una inteligencia natural que puede servir de inspiración para repensar nuestras estructuras sociales, económicas y ambientales. Al comprender y aplicar los principios de la ecología, podemos construir sociedades más resilientes, colaborativas y armoniosas, reduciendo impactos negativos y promoviendo la regeneración de los recursos naturales.

La resiliencia ecológica es uno de los aspectos más notables de la naturaleza. Los ecosistemas saludables no solo se mantienen en equilibrio, sino que también poseen mecanismos de recuperación ante perturbaciones externas, como cambios climáticos, incendios o la introducción de nuevas especies. Esta resiliencia es resultado de la diversidad biológica, de la interdependencia entre los organismos y de la eficiencia de los ciclos naturales. En contraste, los sistemas humanos que descuidan estos principios se vuelven frágiles, dependientes de insumos externos y vulnerables a las crisis. El monocultivo agrícola, por ejemplo, ejemplifica esta vulnerabilidad: al priorizar solo una especie vegetal en vastas extensiones de tierra, se reduce la biodiversidad, se empobrece el suelo y se exige el uso intensivo de fertilizantes y pesticidas. Aprender de los ecosistemas significa adoptar prácticas que promuevan la diversidad y la regeneración, garantizando la estabilidad a largo plazo y reduciendo la necesidad de intervenciones artificiales para corregir desequilibrios creados por el propio modelo humano de explotación.

Además de la resiliencia, los ecosistemas enseñan que la competencia y la cooperación coexisten en armonía. Aunque la selección natural impulsa la evolución mediante la competencia entre especies, la colaboración es igualmente esencial para la supervivencia. Las relaciones simbióticas, como la polinización realizada por las abejas o la asociación entre hongos y raíces de plantas, muestran que la cooperación aumenta la eficiencia y fortalece los sistemas. Este equilibrio también puede ser aplicado a las sociedades humanas, incentivando un enfoque más colaborativo en la economía, la política y las relaciones sociales. Los modelos basados únicamente en la competencia exacerbada generan desigualdad y degradación ambiental, mientras que las iniciativas basadas en la cooperación promueven la innovación, el bienestar y la sostenibilidad. Al observar y aprender de los ecosistemas, podemos construir un futuro más equilibrado, donde el desarrollo humano acontezca en armonía con la naturaleza, y no a su costa.

La interconexión en los ecosistemas se revela como un principio fundamental que sustenta la red de la vida. Cada organismo, desde las microscópicas bacterias hasta los imponentes depredadores de la cima de la cadena alimentaria, desempeña un papel indispensable en el mantenimiento del equilibrio ecológico. La interacción entre plantas, herbívoros, carnívoros y descomponedores forma un ciclo continuo, donde nada se pierde y todo se transforma. Las plantas, al realizar la fotosíntesis, convierten la energía solar en alimento y liberan oxígeno, esencial para la respiración de los demás seres vivos. Los herbívoros se alimentan de las plantas, transfiriendo esa energía a otro nivel de la cadena trófica. A continuación, los depredadores controlan la población de los herbívoros, impidiendo que consuman vegetación en exceso y provoquen desequilibrios ambientales. Por último, los descomponedores, como hongos y bacterias, descomponen la materia orgánica de organismos muertos, devolviendo nutrientes al suelo y cerrando el ciclo de vida.

Este intrincado sistema nos enseña que todas las acciones tienen consecuencias que repercuten mucho más allá de lo que podemos percibir inmediatamente. La eliminación de una sola especie puede generar impactos impredecibles, desencadenando reacciones en cascada que desestabilizan todo el ecosistema. Por ejemplo, la extinción de un depredador natural puede llevar al crecimiento descontrolado de la población de herbívoros, resultando en la degradación de la vegetación y, eventualmente, en la escasez de recursos para otras especies. De manera análoga, en el contexto humano, nuestras decisiones diarias —ya sea en el consumo de bienes, en la alimentación o en el uso de los recursos naturales— afectan directamente al medio ambiente y a la sociedad. La interconexión ecológica refleja la interdependencia humana, donde las decisiones individuales y colectivas moldean el futuro del planeta.

La diversidad biológica es otro pilar esencial para la resiliencia de los ecosistemas. Los ambientes ricos en biodiversidad poseen mayor capacidad de adaptación y recuperación ante perturbaciones, como incendios, sequías o epidemias. Cuando hay una variedad genética y de especies, siempre existirán organismos capaces de resistir a los cambios ambientales, garantizando la continuidad de la vida. La desaparición de una especie puede ser compensada por otra con funciones ecológicas similares, preservando el equilibrio del sistema. Por ejemplo, las selvas tropicales, repletas de diferentes tipos de árboles, aves, insectos y mamíferos, son extremadamente resilientes debido a su diversidad. En contraste, los ecosistemas empobrecidos, como los monocultivos agrícolas, son vulnerables a plagas y enfermedades, pues la ausencia de diversidad impide que el sistema se regule naturalmente.

Esta lógica también se aplica a las sociedades humanas. Las comunidades diversas, compuestas por personas de diferentes culturas, habilidades y perspectivas, tienden a ser más innovadoras y adaptables a los cambios. Cuando hay diversidad de pensamiento, surgen soluciones creativas para afrontar desafíos complejos. Las empresas que valoran equipos multidisciplinarios, por ejemplo, suelen ser más resilientes y competitivas en el mercado. De la misma forma, las sociedades que promueven la inclusión y el respeto a las diferencias fortalecen su capacidad de superar crisis y evolucionar.

En los ecosistemas, la energía y los nutrientes circulan de forma cíclica, garantizando la sostenibilidad a largo plazo. El ciclo del agua, el ciclo del carbono y el ciclo del nitrógeno son ejemplos de procesos naturales que permiten la renovación continua de los elementos esenciales para la vida. El agua, al evaporarse de los océanos, forma nubes que generan lluvias, recargando ríos y acuíferos antes de retornar a los mares. El carbono, fundamental para la constitución de los seres vivos, circula entre la atmósfera, los organismos y los sedimentos, siendo constantemente reciclado. Estos procesos naturales demuestran la eficiencia de los sistemas ecológicos en mantener recursos disponibles indefinidamente.

Este principio puede ser aplicado en la organización de las actividades humanas mediante el concepto de economía circular. A diferencia del modelo lineal tradicional de "extraer, producir y desechar", la economía circular propone la reutilización y el reciclaje de los materiales, reduciendo desperdicios y minimizando impactos ambientales. Los productos pueden ser diseñados para tener una vida útil prolongada, y los residuos pueden ser transformados en nuevos recursos. Tecnologías como el compostaje de residuos orgánicos, la captación y reutilización del agua de lluvia y el reciclaje de plásticos y metales siguen esta lógica inspirada en los ciclos naturales, promoviendo un uso más inteligente y sostenible de los recursos.

La adaptación y la evolución son características inherentes a los ecosistemas, que constantemente se ajustan a los cambios ambientales. La evolución ocurre mediante la selección natural, donde los organismos mejor adaptados a determinadas condiciones sobreviven y se reproducen, transmitiendo sus características a las generaciones futuras. Las especies desarrollan nuevas estrategias para lidiar con los depredadores, encontrar alimento o resistir a condiciones adversas. Por ejemplo, ciertas plantas del desierto han evolucionado para almacenar grandes cantidades de agua en sus tejidos, garantizando su supervivencia en climas áridos.

En la sociedad humana, esta capacidad de adaptación es igualmente crucial. En un mundo en constante transformación, con avances tecnológicos, cambios climáticos y desafíos económicos, la flexibilidad y la resiliencia son fundamentales. Los individuos, las empresas y los gobiernos que consiguen reinventarse ante las adversidades tienen mayores posibilidades de prosperar. El aprendizaje continuo, la innovación y la capacidad de reformular estrategias son aspectos que garantizan la supervivencia y el progreso a largo plazo.

En los ecosistemas, la competencia y la cooperación coexisten de forma armoniosa. La competencia impulsa la evolución al seleccionar a los individuos más aptos, mientras que la cooperación permite que las especies se beneficien mutuamente. Las relaciones simbióticas, como la asociación entre hongos micorrízicos y raíces de plantas, demuestran cómo la colaboración fortalece los sistemas naturales. Los hongos proporcionan nutrientes esenciales a las plantas, que, a su vez, comparten carbohidratos con los hongos. Este tipo de alianza mejora la eficiencia del ecosistema y aumenta su resiliencia.

De la misma manera, en la sociedad, tanto la competencia como la cooperación son esenciales para el desarrollo. Las empresas que compiten por la innovación impulsan el progreso tecnológico, pero las alianzas estratégicas entre sectores pueden generar soluciones sostenibles para problemas globales. Los modelos económicos basados exclusivamente en la competencia extrema pueden generar desigualdad y degradación ambiental, mientras que los sistemas que equilibran la colaboración y la competencia promueven la prosperidad y el equilibrio social.

La aplicación práctica de la sabiduría de los ecosistemas puede revolucionar diversas áreas, desde el diseño de ciudades hasta la gestión empresarial. El concepto de diseño regenerativo, por ejemplo, busca no solo minimizar los impactos ambientales, sino también restaurar y fortalecer los ecosistemas. Esto incluye edificios diseñados para generar más energía de la que consumen, iniciativas de reforestación urbana y la creación de espacios verdes integrados a las ciudades. La gestión sostenible de los recursos naturales también se beneficia de este enfoque, considerando las interacciones complejas entre los sistemas naturales y humanos. Estrategias como la agrosilvicultura, que combina especies agrícolas y árboles nativos para restaurar suelos y promover la biodiversidad, ejemplifican esta aplicación.

Además, la economía circular, inspirada en los ciclos ecológicos, transforma residuos en recursos y promueve la reutilización continua de los materiales. Las empresas que adoptan este modelo reducen costos, minimizan impactos ambientales y aumentan su eficiencia. Tecnologías innovadoras, como la producción de bioplásticos a partir de residuos orgánicos y los sistemas de energía renovable descentralizada, demuestran cómo la naturaleza puede servir de inspiración para un desarrollo más sostenible.

La sabiduría de los ecosistemas nos ofrece valiosas lecciones sobre interconexión, diversidad, ciclos, adaptación y cooperación. Al aprender de la naturaleza, podemos crear sociedades más resilientes y equilibradas, garantizando un futuro sostenible para las próximas generaciones. La inteligencia ecológica nos enseña que no estamos separados del ambiente que nos rodea, sino que somos parte integrante de él, y nuestra supervivencia depende del respeto y la armonía con los sistemas naturales.

La comprensión de los principios que rigen los ecosistemas nos invita a repensar la forma en que estructuramos nuestras sociedades e interactuamos con el mundo natural. Al adoptar enfoques inspirados en la naturaleza, podemos crear sistemas más resilientes y sostenibles, promoviendo una coexistencia equilibrada entre el progreso humano y la preservación ambiental. La biomimética, por ejemplo, viene demostrando cómo la observación de los procesos naturales puede inspirar soluciones innovadoras en diversas áreas, desde el diseño de materiales hasta la gestión urbana e industrial. La naturaleza ya ha solucionado muchos de los desafíos que enfrentamos hoy, y aprender de sus estrategias puede ser la clave para un futuro más armonioso.

Además, la valoración de la diversidad ecológica y social se revela como un factor esencial para la sostenibilidad y la innovación. Así como los ecosistemas diversos son más resilientes a los cambios y desafíos, las sociedades que promueven la inclusión y la pluralidad cultural están más preparadas para lidiar con crisis y encontrar soluciones creativas para problemas complejos. Esto implica repensar los modelos de desarrollo, priorizando enfoques regenerativos, colaborativos e integrados, que respeten los ritmos naturales y garanticen la calidad de vida para las futuras generaciones.

La sabiduría de los ecosistemas nos recuerda que no somos entidades separadas de la naturaleza, sino parte de una vasta red interdependiente. Cada acción que tomamos reverbera en el equilibrio global, afectando no solo a nuestra especie, sino a todas las formas de vida en el planeta. Al integrar este conocimiento a nuestras decisiones diarias y decisiones colectivas, podemos transitar un camino de mayor respeto, conciencia y regeneración. Construir un futuro sostenible no significa solo minimizar impactos negativos, sino actuar activamente para restaurar y fortalecer los sistemas naturales, garantizando que la vida continúe floreciendo en su plenitud.

Chapter 10
Facing Global Challenges

The climate crisis represents one of humanity's most comprehensive and urgent challenges, demanding a fundamental shift in how we interact with the planet. Unlike isolated problems that can be solved with specific solutions, climate change involves a complex web of environmental, social, economic, and political factors that influence each other. The increase in global temperature, the intensification of extreme weather events, and the loss of biodiversity are not mere symptoms of an environmental problem, but reflections of an unsustainable development model that has prioritized immediate economic growth at the expense of the stability of natural systems. To effectively address this crisis, it is essential to adopt a holistic approach, recognizing that each action has repercussions in multiple dimensions and that fragmented solutions will not be enough to reverse the damage already caused.

A holistic view of climate change requires that we understand the connections between different sectors and regions of the planet. Deforestation in the Amazon, for example, not only affects local biodiversity but also influences rainfall patterns on other continents, alters the absorption of carbon from the atmosphere, and affects global food security. Similarly, dependence on fossil fuels not only contributes to global warming but also perpetuates socioeconomic inequalities, financing polluting industries and delaying the transition to a sustainable economy. Holism teaches us that all human actions are embedded in an interdependent global system, where decisions made in one location can have lasting impacts on a planetary scale. Thus, any solution to the climate crisis needs to integrate environmental, social, and economic aspects, ensuring that advances in emission reduction and ecological restoration are accompanied by social justice and sustainable prosperity for all populations.

Responding to this challenge requires the implementation of coordinated strategies that combine mitigation and adaptation, promote ecosystem restoration, and encourage structural changes in consumption and production patterns. The transition to renewable energy sources, for example, cannot occur without considering its impacts on workers and communities dependent on traditional sectors. Similarly, sustainable agricultural policies must ensure food security without compromising soil regeneration and biodiversity preservation. Collaboration between governments, businesses, scientists, and citizens is essential to develop effective solutions and ensure their application on a global scale. Furthermore, it is crucial to promote a change in mindset, encouraging a new relationship between society and the environment based on respect, interdependence, and shared responsibility. Only by adopting this integrated and systemic vision can humanity effectively address climate change and build a more balanced and sustainable future.

Climate change represents a phenomenon of immense complexity, in which multiple elements interact in a delicate balance. The atmosphere, oceans, biosphere, and cryosphere are deeply interconnected, and any change in one of these components reverberates throughout the entire system. The rise in greenhouse gas concentrations, such as carbon dioxide (CO_2) and methane (CH_4), has triggered unprecedented global warming, resulting in the melting of polar ice caps and glaciers, rising sea levels, ocean acidification, and the intensification of extreme weather events, such as hurricanes, heat waves, and prolonged droughts.

Understanding this complexity requires a perspective that goes beyond the isolated analysis of each effect, demanding a holistic approach. This perspective allows us to visualize the interactions between the different components of the climate system and understand how such changes impact not only the environment but also social and economic dynamics on a global scale. The interdependence between natural and human systems highlights the need for integrated solutions that take into account both the mitigation of damage already caused and adaptation to the transformations that will inevitably occur.

Holism offers us an essential key to interpreting climate change as a systemic problem, in which causes and effects are interconnected and feed off each other. A clear example of this is deforestation in the Amazon, which not only intensifies CO_2 emissions by releasing large amounts of carbon stored in trees but also alters rainfall patterns in distant regions, negatively influencing agriculture and ecosystems on other continents. The loss of this forest compromises water regulation, reducing the humidity transported to other areas and, consequently, affecting agricultural productivity and increasing vulnerability to severe droughts.

Furthermore, holism leads us to reflect on the very root of the climate crisis, which cannot be reduced to a technical or scientific problem. It is also a crisis of values, a direct consequence of the anthropocentric vision that for centuries has placed the human being as the center of the universe, treating nature as an inexhaustible resource to be exploited. This reductionist mentality ignores the interdependence between living beings and ecosystems, perpetuating an economic and social model that neglects the planet's limits. In this way, a truly holistic approach not only proposes technological solutions to reduce emissions or restore ecosystems but also demands a profound change in the way we conceive our relationship with the natural world.

Faced with this scenario, effectively addressing climate change requires solutions that integrate multiple aspects, addressing both the causes and impacts of this phenomenon in a coordinated manner. Among the fundamental strategies for this approach are:

Mitigation and adaptation are complementary and indispensable strategies in combating climate change. While mitigation focuses on reducing greenhouse gas emissions through the transition to clean energy sources, the protection of natural ecosystems, and the adoption of sustainable practices in agriculture and industry, adaptation seeks to prepare communities and infrastructure for the inevitable impacts of changes already underway. This includes measures such as building barriers against rising sea levels, developing more drought- and flood-resistant crops, and creating public policies that protect vulnerable populations from climate disasters.

The energy transition is one of the fundamental pillars of mitigation. Replacing fossil fuels with renewable sources, such as solar, wind, and hydro, is essential to drastically reduce carbon emissions. However, this change must occur in a just and inclusive manner, ensuring that workers in traditional sectors, such as coal and oil, have opportunities for professional retraining and can integrate into the new green economy. In addition, it is necessary to consider the decentralization of energy generation, promoting the use of solar panels in homes and small communities, reducing dependence on large corporations, and democratizing access to clean electricity.

Ecosystem restoration is another essential strategy to mitigate the effects of climate change. Tropical forests, mangroves, and wetlands play a crucial role in capturing and storing carbon, helping to regulate the global climate. Furthermore, healthy ecosystems provide a range of fundamental environmental services, such as water purification, biodiversity maintenance, and protection against extreme weather events. Reforestation and degraded area recovery projects must be encouraged and funded, ensuring that these initiatives involve local communities and respect traditional knowledge about sustainable land management.

Sustainable agriculture emerges as one of the most promising ways to reduce emissions associated with food production and, at the same time, increase the resilience of agricultural systems. Practices such as agroforestry, which combines trees and crops in the same space, allow for soil regeneration and carbon absorption from the atmosphere. Organic agriculture, which dispenses with synthetic fertilizers and pesticides, contributes to ecosystem health and food security. In addition, crop rotation and no-till farming techniques help maintain soil fertility and reduce erosion, ensuring sustainable production in the long term.

Education and awareness play a central role in building a more sustainable society. Information campaigns and educational programs can help disseminate knowledge about the impacts of climate change and encourage responsible attitudes towards consumption and the environment. Schools and universities have a crucial role in this process, preparing new generations to deal with environmental challenges and foster innovative solutions. At the same time, the media and social networks can be powerful tools to mobilize public opinion and pressure governments and companies to adopt more sustainable policies.

Global collaboration is essential to face a challenge of planetary scale. No country can solve the climate crisis alone, and international cooperation is essential to implement effective policies and ensure that the most vulnerable nations receive the necessary support to deal with environmental impacts. Agreements such as the Paris Agreement represent an important step, but it is crucial that they are strengthened and fulfilled with greater ambition. Furthermore, partnerships between governments, businesses, non-governmental organizations, and civil society are fundamental to drive technological innovations and transform outdated economic models into sustainable alternatives.

Although the main responsibility for implementing climate policies lies with governments and large corporations, individuals can also play a significant role in the fight against climate change. Small lifestyle changes, such as reducing meat consumption, opting for less polluting means of transport, reducing food waste, and supporting companies committed to sustainability, can have a significant impact when adopted on a large scale. Awareness and active participation in environmental initiatives, such as reforestation projects or climate justice movements, are effective ways to contribute to building a more balanced future.

Addressing climate change requires more than technological solutions; it requires a profound transformation in the way we interact with the planet and with each other. Holism teaches us that everything is interconnected and that each action has broad and lasting consequences. By adopting an integrated vision that respects the limits of nature and promotes social justice, we can build a more sustainable and harmonious future for generations to come.

The complexity of global challenges requires continuous commitment and coordinated action between individuals, communities, and nations. There are no simple or single solutions, but a set of interconnected strategies that must be applied in a complementary manner. The transition to a sustainable world involves strengthening effective public policies, technological innovation aligned with environmental regeneration, and the development of an economy that prioritizes collective well-being without compromising natural resources.

Furthermore, facing environmental and social crises requires a profound change in the prevailing mindset. Instead of seeing nature as an obstacle to growth, we must recognize it as an indispensable ally for the survival of humanity. This means rethinking our habits, values, and consumption relationships, seeking models based on cooperation and equity. The culture of illusory abundance needs to give way to a paradigm of respect and responsibility, where each choice is made considering its long-term impacts.

The future will depend on the decisions made in the present. Every advance in the fight against climate change, every ecological restoration initiative, and every transformation in the way we produce and consume are fundamental steps to ensure a more resilient and balanced world. If we learn from the mistakes of the past and adopt a real commitment to sustainability, we can face global challenges with intelligence and courage, ensuring that future generations find a habitable, diverse, and full of possibilities planet.

Chapter 11
The Holistic Mind

The human mind manifests as a dynamic field of interactions between body, emotions, thoughts, and subtle dimensions of existence, functioning as an integrated and interdependent system. For centuries, different philosophical and scientific traditions have tried to understand its complexity, sometimes fragmenting its aspects, sometimes seeking a unified vision. With advances in psychology and neuroscience, it has become evident that reducing the mind to isolated processes does not capture its true essence. A holistic approach, on the other hand, recognizes that mental phenomena cannot be understood in isolation from the body, the environment, and even spiritual aspects. This expanded conception allows for a deeper understanding of human behavior, emotions, and states of consciousness, broadening horizons in both academic research and therapeutic practices.

By integrating knowledge from psychology, biology, philosophy, and even spiritual traditions, it is clear that the mind does not operate in isolation within the brain, but rather as a network of interactions between the nervous system, the body, and external reality. Stress, for example, not only affects the emotional state but also physically impacts the organism, altering brain chemistry, the immune system, and even gene expression. Similarly, practices such as meditation, conscious breathing, and physical exercise can modify neural patterns and promote states of profound well-being. This interconnectedness shows that mental health cannot be treated only with reductionist methods, but requires an integrative approach that takes into account multiple dimensions of human existence.

Furthermore, consciousness, seen by some schools of thought as an emergent phenomenon of brain interactions, is approached by holistic perspectives as a broader manifestation, transcending the physical limits of the brain. Theorists suggest that the mind is not confined to neuronal activity but may be connected to a vaster field of information and collective influences. This understanding aligns with discoveries in quantum physics, which indicate that reality can be influenced by perception and the interaction between observer and observed object. Thus, understanding the mind from a holistic perspective not only expands the boundaries of traditional psychology but also opens possibilities for new forms of self-knowledge, emotional balance, and human development.

The holistic view of the mind starts from the principle that the physical, emotional, mental, and spiritual aspects of the human being cannot be analyzed separately, as they are deeply interconnected and influence each other. This understanding leads us to realize that a shaken emotional state can trigger physical manifestations, such as headaches, muscle tension, or digestive problems, in the same way that practices aimed at physical well-being, such as regular exercise and a balanced diet, can positively impact mood and mental health.

This approach contrasts with the traditional reductionist view, which tends to treat the mind and body as separate entities, focusing only on isolated symptoms and neglecting their multifactorial origin. Holistic psychology, on the other hand, seeks to integrate these dimensions, recognizing that human well-being depends on the balance between body, mind, and spirit. This understanding has led to the development of more comprehensive therapeutic practices that combine different approaches to treat the individual as a whole.

Within this context, humanistic psychology and transpersonal psychology emerge as branches that adopt this broader view of the mind and human experience. Humanistic psychology, driven by figures such as Abraham Maslow and Carl Rogers, emphasizes the importance of self-realization and the development of human potential, recognizing that each individual is unique and that the search for meaning and purpose is essential for well-being. In essence, this approach values the human capacity for growth, emphasizing empathy, authenticity, and personal development.

Transpersonal psychology, in turn, goes further, incorporating spiritual and transcendental aspects of human experience. It investigates expanded states of consciousness, exploring phenomena such as meditation, mystical experiences, and profound insights that transcend the limits of the individual ego and connect the human being to a broader dimension of existence. Researchers such as Stanislav Grof and Ken Wilber have contributed significantly to this approach, demonstrating that the mind can be understood at different levels of consciousness and that spiritual experiences should not be dismissed as mere hallucinations, but rather recognized as legitimate and transformative experiences.

Consciousness, one of the great mysteries of science and philosophy, is another fundamental aspect of the holistic approach. What is consciousness? How does it arise? What is its role in the universe? The holistic view suggests that consciousness is not a simple product of brain activity, but an emergent phenomenon that results from the complex interaction between brain, body, and environment. According to some theorists, such as David Bohm and Rupert Sheldrake, consciousness may be a fundamental principle of the universe, permeating all levels of reality. This perspective aligns with many spiritual traditions that see consciousness as the basis of all that exists, suggesting that the human mind is not confined to the brain but connects to a wider field of information and collective influences.

In practice, holistic psychology offers concrete applications in various areas, from therapy to education and personal development. In the therapeutic field, the holistic approach seeks to integrate different techniques, combining elements of cognitive-behavioral therapy, body therapy, meditation, and even spiritual practices to treat the individual as a whole. This view recognizes that psychological problems often have deep roots that go beyond the mental sphere, and may be linked to emotional imbalances, bodily patterns, and even energetic aspects.

One of the most effective tools within this paradigm is the practice of mindfulness and meditation, which has become widely recognized for its benefits in promoting well-being and mental clarity. Mindfulness helps with emotional regulation, reduces stress, and improves quality of life by helping the individual connect with the present moment and integrate their experiences more consciously.

In the educational field, holistic education is concerned not only with the transmission of academic knowledge but also with the integral development of the human being, taking into account cognitive, emotional, social, and spiritual aspects. This approach encourages creativity, empathy, and ecological awareness, preparing individuals for a more balanced and meaningful life.

In personal development, the holistic approach encourages the search for self-knowledge and spiritual growth, recognizing that true well-being is not just the absence of disease, but involves a life aligned with inner values, purposes, and healthy relationships. Strategies such as the practice of gratitude, strengthening emotional resilience, and cultivating meaningful relationships are part of this journey towards balance and personal fulfillment.

Beyond the individual aspect, consciousness also manifests collectively. The so-called collective consciousness refers to the beliefs, values, and attitudes shared by a group or society, shaping behaviors and influencing social change. This concept, developed by sociologists such as Émile Durkheim, suggests that the human mind does not operate in isolation, but is immersed in a collective field of influences and interactions. This perspective finds support in contemporary phenomena such as the expansion of collective intelligence made possible by the internet and social networks, where groups of individuals collaborate to solve complex problems and promote global transformations.

However, the adoption of holistic psychology still faces challenges, especially due to resistance to change within some academic currents and the need for greater scientific validation for certain approaches. Still, the growing awareness of the importance of integral well-being has driven a demand for more integrated and comprehensive practices. The intersection between science and spirituality, once seen as a field of contradictions, has been progressively explored, opening new possibilities for understanding the mind and consciousness. Research in neuroscience, quantum physics, and transpersonal psychology continues to expand our perspectives, suggesting that the future of psychology may be increasingly interdisciplinary and holistic.

Thus, understanding the mind from a holistic perspective allows us to access a more complete view of human nature and its interconnection with the whole. By recognizing that body, mind, and spirit are parts of the same system, we are invited to develop a more integrated approach to life, promoting not only personal balance but also a more conscious and harmonious society.

This understanding broadens the way we deal with individual and collective challenges, encouraging practices that promote a state of greater internal and external coherence. When we adopt a holistic view, we realize that personal transformation does not occur in isolation, but reverberates in relationships, culture, and even the way we interact with the environment. Awareness of this interconnectedness leads us to seek paths that integrate traditional and scientific knowledge, respecting the complexity of human experience and its multiple dimensions.

Furthermore, adopting a broader view of mind and consciousness strengthens innovative approaches to mental health, education, and human development. Techniques that unite science and spirituality, such as integrative therapies and educational methodologies that value emotional intelligence and creativity, become increasingly relevant. This movement points to a future where knowledge will not be fragmented, but articulated in a more systemic way, respecting the plurality of perspectives and the richness of human experiences.

Thus, the holistic mind is not just a theoretical concept, but an invitation to the practice of a more conscious and balanced life. By integrating body, emotions, and spirit into a single flow of experience, we cultivate not only personal well-being, but also a positive impact on the world around us. This path invites us to recognize that true human growth lies not only in the accumulation of information, but in the ability to live with presence, purpose, and harmony.

Capítulo 12
Medicina Holística y Bienestar

La salud humana trasciende la simple ausencia de enfermedades, abarcando un equilibrio dinámico entre cuerpo, mente y ambiente. A lo largo de la historia, diferentes sistemas médicos han intentado explicar y tratar el funcionamiento del organismo, muchas veces de forma fragmentada. Sin embargo, el enfoque holístico de la salud propone una visión integrada, donde los factores físicos, emocionales, sociales y espirituales interactúan para promover o comprometer el bienestar. Este concepto amplía los horizontes de la medicina convencional, al reconocer que el equilibrio interno y externo de un individuo es determinante para su calidad de vida. De esta forma, comprender la salud bajo esta perspectiva permite no solo tratar enfermedades, sino también actuar en la prevención y el fortalecimiento de la vitalidad humana.

La medicina holística considera que cada persona es un sistema único, con necesidades específicas que van más allá de los síntomas manifestados en el cuerpo. En vez de solo suprimir señales de enfermedades, este enfoque busca identificar y tratar las causas subyacentes de los desequilibrios, promoviendo la autorregulación y la cura natural del organismo. Para ello, integra prácticas tradicionales y contemporáneas, como nutrición funcional, terapias energéticas, fitoterapia, mindfulness y actividades que favorecen el equilibrio emocional. Esta visión más amplia de la salud también enfatiza el papel del paciente como agente activo en su propio bienestar, estimulando hábitos saludables y un estilo de vida alineado con las necesidades del cuerpo y la mente.

Además de los aspectos individuales, la salud holística considera la interconexión del ser humano con su medio ambiente y su comunidad. La calidad del aire, del agua, de la alimentación y de las relaciones sociales influye directamente en el estado de salud, tornando esencial un abordaje que vaya más allá del organismo aislado. En este contexto, prácticas como la medicina integrativa, que combina tratamientos convencionales con terapias complementarias, han ganado espacio en hospitales y centros de salud alrededor del mundo. Esta fusión de saberes demuestra que la ciencia y la tradición pueden coexistir, trayendo beneficios tanto para la prevención como para el tratamiento de enfermedades. Al adoptar esta perspectiva, se amplía la comprensión sobre lo que significa estar verdaderamente saludable, promoviendo no solo la longevidad, sino también una vida más plena y equilibrada.

Los principios de la medicina holística son fundamentales para comprender este abordaje integral de la salud, que va más allá de la simple eliminación de síntomas y busca la armonía entre cuerpo, mente y espíritu. Uno de los pilares esenciales de esta práctica es la visión integral del ser humano. A diferencia de la medicina tradicional, que frecuentemente se enfoca en partes aisladas del cuerpo, la medicina holística reconoce que todas las dimensiones del ser están interligadas. Esto significa que un problema físico puede tener orígenes emocionales o espirituales y, de la misma forma, desequilibrios en la mente pueden manifestarse en enfermedades en el cuerpo. De esta forma, la salud de una persona depende directamente de la interacción y del equilibrio entre estos aspectos, tornándose esencial mirar al individuo como un todo, y no solo para sus quejas puntuales.

Además de esta visión abrangente, la medicina holística enfatiza la prevención y la promoción de la salud como aspectos esenciales. En vez de actuar solamente en el tratamiento de enfermedades ya manifestadas, este enfoque busca impedir que los desequilibrios acontecieren. Para ello, incentiva hábitos saludables, como una alimentación equilibrada, la práctica regular de actividades físicas, técnicas de relajación y estrategias eficaces para lidiar con el estrés. Pequeños cambios en la rutina, como dormir bien, conectar con la naturaleza y cultivar pensamientos positivos, pueden tener un impacto profundo en la salud general. Esta perspectiva preventiva no solo mejora la calidad de vida, sino también reduce la necesidad de intervenciones médicas invasivas, tornándose un abordaje sustentable y beneficioso a largo plazo.

Otro principio central de la medicina holística es la individualización del tratamiento. Cada persona posee una historia de vida única, con predisposiciones genéticas, experiencias emocionales y condiciones ambientales distintas. Por eso, en vez de seguir un protocolo fijo, la medicina holística adapta los tratamientos a las necesidades específicas de cada individuo. Lo que funciona para una persona puede no ser adecuado para otra, y comprender esta singularidad es esencial para alcanzar resultados eficaces. Esta personalización puede involucrar ajustes en la dieta, la elección de terapias complementarias adecuadas o incluso cambios en el estilo de vida que se alineen con las características individuales de cada paciente.

Dentro de este enfoque, la creencia en la capacidad de cura natural del cuerpo es otro punto esencial. El organismo humano posee mecanismos intrínsecos de autorregulación y regeneración, y la medicina holística busca estimular estos procesos naturales. En vez de depender exclusivamente de medicamentos sintéticos, esta visión valoriza métodos más naturales, como la nutrición funcional, el uso de plantas medicinales, terapias energéticas y actividades físicas que promuevan el bienestar. La idea no es rechazar la medicina convencional, sino integrarla con prácticas que respeten el ritmo y la naturaleza del cuerpo.

Además, la medicina holística promueve una relación de colaboración entre el paciente y el terapeuta. A diferencia del enfoque tradicional, donde el médico dicta un tratamiento y el paciente lo sigue pasivamente, en la medicina holística el paciente asume un papel activo en su propio proceso de cura. El terapeuta actúa como un guía, auxiliando a la persona a comprender su cuerpo, sus emociones y sus patrones de comportamiento para que pueda tomar decisiones más saludables y alineadas con su bienestar. Este involucramiento torna al paciente más consciente sobre su salud y responsable por su propio equilibrio, lo que fortalece los resultados de las prácticas adoptadas.

Para alcanzar este bienestar integral, la medicina holística combina una amplia variedad de prácticas terapéuticas, cada una con un papel específico en la promoción de la salud. La nutrición holística, por ejemplo, parte del principio de que los alimentos no sirven solo para proveer energía, sino que también influyen directamente en el funcionamiento del organismo y la salud emocional. Una alimentación natural, rica en frutas, vegetales, granos integrales y proteínas de alta calidad, fortalece el sistema inmunológico y contribuye a la prevención de enfermedades. Además, la nutrición holística toma en consideración las necesidades individuales de cada persona, personalizando dietas para tratar condiciones específicas, como inflamaciones, trastornos digestivos y desequilibrios hormonales.

Las terapias corporales también desempeñan un papel crucial en la medicina holística. Técnicas como masoterapia, quiropraxia, osteopatía y acupuntura ayudan a aliviar tensiones, mejorar la circulación sanguínea y restaurar el equilibrio energético del cuerpo. Estas terapias reconocen que el bienestar físico está directamente ligado a las emociones y al estado mental, promoviendo relajación y reducción del estrés. La acupuntura, por ejemplo, se basa en el concepto de la energía vital que circula por el cuerpo y, mediante la estimulación de puntos específicos, puede restaurar el flujo energético y aliviar diversas condiciones, desde dolores musculares hasta trastornos emocionales.

La medicina energética es otra práctica relevante dentro del enfoque holístico. Métodos como Reiki, cura pránica y terapia con cristales trabajan con la energía sutil del cuerpo para restaurar el equilibrio y fortalecer la vitalidad. Estas terapias creen que los desequilibrios energéticos pueden resultar en enfermedades físicas y emocionales, y al reequilibrar estos flujos, es posible promover una sensación profunda de bienestar y armonía.

Además de las terapias físicas y energéticas, la medicina holística también valoriza las prácticas mentales y emocionales. Métodos como la psicoterapia, hipnoterapia y técnicas de liberación emocional (EFT) ayudan a las personas a lidiar con traumas, ansiedad y patrones de pensamiento negativos que afectan su salud general. El impacto de las emociones en la salud física es ampliamente reconocido, y cuidar de la mente es un paso esencial para alcanzar un equilibrio integral.

Las prácticas espirituales también forman parte de este camino de cura y bienestar. Meditación, yoga, oración y otras formas de conexión con el yo interior ayudan a cultivar la paz mental, la claridad emocional y un sentido más profundo de propósito. Muchos estudios indican que estas prácticas reducen los niveles de estrés, fortalecen la inmunidad y aumentan la longevidad, convirtiéndose en herramientas valiosas para una vida más plena.

La medicina holística no se opone a la medicina convencional, sino que busca una integración equilibrada entre los dos enfoques. Por ejemplo, un paciente con cáncer puede beneficiarse de la quimioterapia y la radioterapia, pero también puede adoptar terapias holísticas, como acupuntura para aliviar los efectos secundarios, meditación para reducir el estrés y una dieta funcional para fortalecer el sistema inmunológico. Esta fusión de conocimientos proporciona un tratamiento más completo y eficaz, atendiendo no solo a las necesidades físicas, sino también emocionales y espirituales del paciente.

El autocuidado también es un pilar fundamental de la medicina holística. Pequeños hábitos diarios, como mantener una alimentación equilibrada, practicar ejercicios regularmente, dormir bien, gestionar el estrés y cultivar conexiones sociales saludables, son esenciales para la mantención de la salud y el bienestar. El autocuidado no se limita solo al cuerpo, sino que involucra también la atención a las emociones y a la espiritualidad, incentivando prácticas como la gratitud, la reflexión sobre la vida y la búsqueda por un propósito significativo.

A pesar de los innumerables beneficios de la medicina holística, aún existen desafíos a ser superados. La falta de regulación en algunas prácticas y el escepticismo por parte de sectores de la medicina convencional son obstáculos que limitan la diseminación de este enfoque. Sin embargo, a medida que nuevas investigaciones científicas validan los beneficios de prácticas como la meditación, la acupuntura y la fitoterapia, la aceptación de la medicina holística crece, tornándose una alternativa complementaria cada vez más reconocida.

Al final, la medicina holística nos ofrece una visión abrangente de la salud, que considera la interconexión entre cuerpo, mente y espíritu. Al adoptar este enfoque, podemos no solo tratar enfermedades, sino también prevenir desequilibrios y vivir con más armonía y plenitud. Más que un sistema de cura, esta medicina nos invita a una jornada de autoconocimiento y cuidado integral, promoviendo una vida más saludable y equilibrada.

Al reconocer la interdependencia entre los diferentes aspectos de la existencia humana, la medicina holística nos enseña que el verdadero bienestar va más allá de la ausencia de enfermedades y se manifiesta en la armonía entre cuerpo, mente y espíritu. Esta mirada integrativa invita a cada individuo a asumir un papel activo en el cuidado de su propia salud, adoptando prácticas que fortalecen no solo la vitalidad física, sino también el equilibrio emocional y la conexión con algo mayor. De esta manera, la jornada para una vida saludable se convierte en un proceso continuo de aprendizaje, autoconocimiento y transformación.

El avance de la medicina holística no significa la sustitución de los modelos tradicionales, sino la construcción de un enfoque más amplio y complementario, donde diferentes formas de conocimiento dialogan para proporcionar tratamientos más eficaces y humanos. La fusión entre ciencia y sabiduría ancestral refuerza que la cura no debe ser vista solo como un acto mecánico de reparación del cuerpo, sino como un proceso profundo de restauración de la totalidad del ser. Con esto, se abre un camino para una medicina más sensible y personalizada, que respeta la singularidad de cada individuo y busca atender sus necesidades de forma completa.

Al reconectarnos con nuestra propia naturaleza y comprender la salud bajo esta perspectiva integrativa, percibimos que el autocuidado y el equilibrio son prácticas diarias que transcienden la simple búsqueda por longevidad. La medicina holística nos invita a una vida de mayor presencia, consciencia y bienestar, en la cual la salud se convierte no solo en un objetivo, sino en un reflejo del modo como elegimos vivir.

Capítulo 13
Formando Seres Humanos Completos

La educación es un proceso transformador que va más allá de la mera transmisión de información y del desarrollo cognitivo. Es un camino para la formación integral del ser humano, involucrando no solo el intelecto, sino también las dimensiones emocionales, sociales y espirituales. En el modelo tradicional, el foco muchas veces se restringe a la memorización de contenidos y al desempeño académico, dejando de lado aspectos fundamentales como la creatividad, la empatía y la inteligencia emocional. Sin embargo, un enfoque más amplio e integrador permite que el aprendizaje sea significativo, conectado con la realidad y promotor de un desarrollo humano completo. La educación holística surge como una respuesta a esta necesidad, reconociendo que cada individuo es único y que el verdadero aprendizaje debe abarcar múltiples dimensiones de la existencia.

Esta perspectiva educacional considera que el conocimiento no puede ser disociado de la experiencia y que la formación del individuo debe incluir la comprensión de sí mismo, de las relaciones interpersonales y del mundo a su alrededor. En vez de un modelo estandarizado y centrado solo en la adquisición de habilidades técnicas, la educación holística valoriza la curiosidad, la autonomía y la conexión del alumno con el aprendizaje. Incentiva métodos activos, como proyectos interdisciplinarios, prácticas artísticas, meditación y contacto con la naturaleza, creando un ambiente propicio para que el estudiante descubra su potencial de manera genuina y auténtica. Este modelo educativo también enfatiza la importancia de los valores humanos, promoviendo la cooperación, la compasión y la responsabilidad social, preparando individuos no solo para el mercado de trabajo, sino para una vida plena y consciente.

Además de transformar la manera como el conocimiento es transmitido, la educación holística también propone una nueva visión sobre el papel del educador. Este no debe ser solo un transmisor de contenidos, sino un facilitador del aprendizaje, alguien que inspira, orienta y motiva a los alumnos a explorar el mundo con sentido crítico y creatividad. Para ello, es esencial que el propio educador esté comprometido con su desarrollo personal y con una postura reflexiva, abierta a nuevas estrategias y metodologías. Al integrar saberes científicos, filosóficos y culturales, la educación holística no solo amplía las posibilidades de aprendizaje, sino que también contribuye a la construcción de un mundo más equilibrado, en el cual el conocimiento sirve como un medio para el florecimiento humano y colectivo.

La educación holística se estructura sobre principios fundamentales que moldean su enfoque integral y humanizado. El primero de ellos es la visión integral del ser humano, que reconoce la interconexión entre cuerpo, mente y espíritu. Este principio propone un desarrollo que va más allá del intelecto, abarcando dimensiones emocionales, sociales y espirituales, comprendiendo que el aprendizaje verdadero ocurre cuando hay equilibrio entre estos aspectos. A partir de esta visión, la enseñanza deja de ser fragmentada y pasa a conectarse con la experiencia y el crecimiento individual, permitiendo que cada alumno se desarrolle en su totalidad.

Otro aspecto esencial es el respeto a la individualidad. Cada ser humano posee talentos, ritmos y formas propias de aprendizaje. La educación holística valoriza estas diferencias y busca personalizar la enseñanza para que atienda a las necesidades específicas de cada alumno. En vez de imponer un modelo único de enseñanza, este enfoque permite que el aprendizaje acontezca de forma natural, respetando la curiosidad y los intereses individuales. Así, los educadores actúan como guías, ayudando a los alumnos a descubrir sus propias pasiones y potencialidades.

El aprendizaje significativo también ocupa un papel central en este modelo. La enseñanza no debe ser una acumulación mecánica de información, sino una experiencia viva y conectada con la realidad. Cuando el conocimiento tiene sentido y está relacionado con el día a día de los estudiantes, se torna más sólido y duradero. Por eso, la educación holística enfatiza métodos que promueven la creatividad, la investigación y el pensamiento crítico, permitiendo que los alumnos construyan conocimiento de manera activa y participativa.

Además del desarrollo cognitivo, la educación holística prioriza la construcción de valores y actitudes que promuevan el bienestar individual y colectivo. La empatía, la cooperación, la responsabilidad social y el respeto por la naturaleza son pilares fundamentales de este proceso. El aprendizaje no se limita a la asimilación de conceptos, sino que incluye la formación de ciudadanos éticos y conscientes, capaces de contribuir para un mundo más equilibrado y sustentable. Este principio fortalece la idea de que la educación no debe preparar solo para el mercado de trabajo, sino para la vida como un todo.

La conexión con la comunidad y el mundo amplía aún más esta perspectiva. La educación holística reconoce que el individuo no es una entidad aislada, sino parte de un sistema mayor. Así, incentiva la participación activa en cuestiones locales y globales, estimulando un sentido de pertenencia y responsabilidad. Proyectos comunitarios, actividades al aire libre y discusiones sobre temas sociales y ambientales forman parte de este enfoque, promoviendo una visión de mundo amplia e integradora.

Para concretar estos principios, la educación holística adopta diversas prácticas que buscan promover un desarrollo más completo. El aprendizaje basado en proyectos es una de ellas. En vez de estudiar disciplinas de forma aislada, los alumnos realizan proyectos interdisciplinarios que conectan diferentes áreas del conocimiento. Esta metodología favorece la aplicación práctica de los conceptos aprendidos, incentivando habilidades como resolución de problemas, trabajo en equipo y creatividad. Un proyecto puede involucrar la creación de un documental sobre sustentabilidad, el desarrollo de una aplicación educativa o la organización de una feria científica. De esta forma, los estudiantes aprenden de manera dinámica y atractiva.

La educación emocional también es un componente esencial. El desarrollo de la inteligencia emocional permite que los alumnos comprendan y gestionen sus emociones, promoviendo bienestar y relaciones saludables. Práticas como la meditación y el mindfulness son incorporadas al cotidiano escolar para ayudar en el autocontrol y la concentración. Además, actividades que incentivan la autoexpresión, como ruedas de conversa y escritura reflexiva, permiten que los alumnos desarrollen una mayor consciencia sobre sí mismos y sobre el otro.

La preocupación por el medio ambiente también está presente en la educación holística, a través de la educación ecológica. Este principio busca desarrollar una consciencia ambiental desde temprano, incentivando la conexión con la naturaleza y la adopción de prácticas sustentables. Los alumnos son estimulados a plantar huertas, reciclar materiales, participar en proyectos de conservación y realizar actividades al aire libre. Esta vivencia fortalece el respeto por el medio ambiente y despierta la responsabilidad ecológica, preparando ciudadanos más conscientes sobre la importancia de la sustentabilidad.

El arte y la creatividad desempeñan un papel fundamental en este modelo educativo. La expresión artística permite que los alumnos exploren su imaginación, desarrollen su sensibilidad y encuentren formas únicas de comunicación. Música, danza, teatro, pintura y escritura creativa son herramientas poderosas para estimular el autoconocimiento y la experimentación. Al incluir actividades artísticas en el currículo, la educación holística posibilita que los estudiantes se conecten con sus emociones y adquieran una visión más sensible del mundo.

Otro pilar importante es la educación para la paz, que busca desarrollar habilidades de resolución pacífica de conflictos y promover el respeto a la diversidad. En un mundo marcado por desafíos sociales y culturales, este enfoque enseña a los alumnos a lidiar con las diferencias de manera constructiva. Técnicas como mediación de conflictos, diálogo intercultural y ejercicios de empatía son aplicadas para crear un ambiente más armonioso y cooperativo.

Para que este enfoque sea eficaz, el papel del educador holístico necesita ser reevaluado. El profesor no es solo un transmisor de conocimientos, sino un facilitador del aprendizaje. Debe crear un ambiente acogedor, donde los alumnos se sientan a gusto para explorar, cuestionar y aprender de forma autónoma. Además, es fundamental que el propio educador esté en constante desarrollo, tanto profesional como personal. La práctica reflexiva es esencial para perfeccionar sus metodologías y para que él también vivencie los principios de la educación holística en su vida.

A pesar de los innumerables beneficios, la implementación de este enfoque enfrenta desafíos. La resistencia a los cambios es uno de los principales obstáculos, ya que el modelo tradicional de enseñanza está profundamente arraigado en la sociedad. Además, la falta de recursos y apoyo en algunas instituciones dificulta la adopción de prácticas innovadoras. Sin embargo, el creciente interés por métodos alternativos de enseñanza viene creando oportunidades para expandir la educación holística.

La tecnología y la globalización también desempeñan un papel importante en este escenario. El acceso a plataformas online, cursos y redes de colaboración facilita el intercambio de experiencias entre educadores y alumnos, permitiendo que la educación holística alcance un público cada vez mayor. Estas herramientas amplían las posibilidades de aprendizaje y ayudan a superar barreras geográficas y estructurales.

De esta forma, la educación holística se presenta como un camino para la formación de seres humanos completos, preparados para lidiar con los desafíos del mundo de manera consciente y equilibrada. Al integrar diferentes dimensiones del conocimiento y valorar la individualidad, este enfoque transforma la enseñanza en una experiencia más significativa y enriquecedora. Más que un modelo pedagógico, la educación holística es una invitación a un aprendizaje que respeta la esencia de cada individuo y promueve un desarrollo pleno y armónico.

Al adoptar este enfoque, la educación se convierte en un proceso vivo, que respeta los ritmos individuales y favorece la construcción de un mundo más empático y sustentable. En vez de formar solo profesionales capacitados para el mercado, la educación holística cultiva seres humanos completos, preparados para enfrentar desafíos con sensibilidad, creatividad y responsabilidad. Esta transformación no se limita al aula, sino que se extiende a la sociedad, impactando la forma como nos relacionamos, trabajamos y colaboramos para un futuro más equilibrado.

La aplicación de este modelo requiere cambios estructurales y culturales, pero pequeños pasos ya pueden generar grandes impactos. Escuelas, educadores y familias que incorporan elementos de la educación holística contribuyen para un ambiente más acogedor y significativo para las nuevas generaciones. Cuando niños y jóvenes son incentivados a expresar su singularidad, a valorar sus emociones y a conectar con su propósito, se convierten en adultos más realizados y conscientes del papel que desempeñan en el mundo.

De esta forma, la formación de seres humanos completos no es solo un ideal pedagógico, sino un compromiso con el desarrollo integral de la humanidad. Cuando el aprendizaje se expande más allá de los límites del conocimiento técnico y abraza la totalidad de la experiencia humana, creamos no solo individuos más preparados, sino una sociedad más justa, equilibrada y conectada con los valores esenciales de la vida.

Capítulo 14
Expresiones de la Totalidad

El arte y la creatividad son manifestaciones esenciales de la experiencia humana, actuando como puentes entre el mundo interior y la realidad externa. Mucho más allá de meras expresiones estéticas, representan un canal de comunicación profunda, capaz de traducir emociones, ideas y percepciones que, muchas veces, escapan a las limitaciones del lenguaje verbal. Desde los primeros registros de la humanidad, como las pinturas rupestres y las narrativas mitológicas, hasta las más modernas formas de arte digital e interactiva, la creatividad ha sido una fuerza vital para la comprensión y la transformación del mundo. Al involucrarnos en el acto creativo —ya sea a través de la pintura, la música, la escritura, la danza o cualquier otra forma de expresión— experimentamos un estado de presencia plena, en el cual cuerpo, mente y espíritu se alinean, promoviendo un sentimiento de conexión y pertenencia a la totalidad de la existencia.

La creación artística y el pensamiento creativo no son habilidades restringidas a individuos talentosos o entrenados, sino potencialidades inherentes a todos los seres humanos. La creatividad se manifiesta en la manera como resolvemos problemas, como nos adaptamos a los cambios y como interactuamos con el ambiente que nos rodea. En un mundo cada vez más acelerado y mecanizado, recuperar la libertad creativa es esencial para rescatar el equilibrio emocional y espiritual. La práctica artística, además de ofrecer un medio de autoexpresión, funciona como una herramienta terapéutica poderosa, auxiliando en la comprensión de sentimientos reprimidos, en la superación de desafíos internos y en la construcción de un estado de bienestar integral. Cuando nos permitimos explorar y expandir nuestra creatividad, activamos una fuerza transformadora que impacta no apenas nuestra propia existencia, sino también las relaciones que establecemos y la sociedad como un todo.

Además del impacto individual, el arte y la creatividad poseen un papel fundamental en la evolución colectiva de la humanidad. Nos permiten transcender barreras culturales, estimular el diálogo entre diferentes perspectivas y fomentar una visión más amplia e inclusiva del mundo. El arte ha sido, históricamente, un reflejo de las inquietudes y aspiraciones de cada época, funcionando como un agente de cuestionamiento y cambio social. Cuando se alía a la innovación, la creatividad también impulsa descubrimientos científicos, avances tecnológicos y nuevas formas de organización social, contribuyendo a la construcción de realidades más armoniosas y sostenibles. De esta forma, al nutrir la creatividad y la expresión artística en nuestra vida cotidiana, no apenas enriquecemos nuestra jornada personal, sino también participamos activamente del proceso continuo de creación y renovación del mundo que nos rodea.

El arte, en su esencia, ultrapasa las barreras de la comunicación verbal, permitiendo que emociones, ideas y experiencias sean expresadas de manera profunda y significativa. Cada trazo de una pintura, cada nota de una melodía y cada movimiento de una danza cargan consigo un mensaje que resuena más allá de las palabras. Cuando nos involucramos en la creación artística, trascendemos las limitaciones del lenguaje y accedemos a una forma de expresión que conecta lo íntimo de nuestra alma al mundo a nuestro alrededor. El arte no apenas refleja nuestra visión de mundo, sino también nos posibilita compartirla, convirtiéndose en un enlace entre la individualidad y lo colectivo.

Más que una simple manifestación estética, el arte actúa de forma holística, integrando diferentes aspectos del ser humano. Cuando bailamos, nuestro cuerpo se mueve en sintonía con emociones profundas y, muchas veces, con una conexión espiritual que transciende el momento presente. La música, por su parte, tiene el poder de evocar recuerdos largamente guardados, despertar sentimientos intensos y elevar nuestra percepción más allá de la materialidad. La literatura, a través de las palabras, nos transporta a mundos imaginarios, ofreciendo nuevas perspectivas y ampliando nuestra comprensión de la existencia. Así, cada forma de arte nos permite explorar nuestra totalidad, uniendo cuerpo, mente y espíritu en una experiencia única de expresión y conexión.

La creatividad, a su vez, es una fuerza primordial que permea la existencia humana. Lejos de ser un don exclusivo de artistas, se manifiesta en todos nosotros, impulsando la resolución de problemas, la innovación y la transformación del mundo a nuestro alrededor. Cada decisión que tomamos, cada solución encontrada para un desafío cotidiano, es una expresión de esa capacidad creativa innata. En una perspectiva más amplia, la creatividad nos conecta a una energía universal, un flujo continuo de creación que moldea la realidad y nos permite interactuar con ella de manera activa e innovadora.

Al permitirnos crear, alineamos nuestra consciencia con ese flujo, trascendiendo las barreras del ego y experimentando un estado de unidad y pertenencia al todo. La creatividad nos enseña que no hay límites para la imaginación, y que la realidad puede ser constantemente reinventada a partir de nuevas ideas y perspectivas. Es esa capacidad de ver más allá de lo obvio que impulsa no apenas el arte, sino también los grandes descubrimientos científicos, los avances tecnológicos y las innovaciones que moldean la sociedad.

Además de ser una herramienta de expresión e innovación, el arte también desempeña un papel esencial en la cura y en el bienestar emocional. La arteterapia, por ejemplo, utiliza el proceso creativo como un medio de explorar sentimientos reprimidos, procesar traumas y promover la autoexpresión en un ambiente seguro. Personas que encuentran dificultades en verbalizar sus sentimientos frecuentemente descubren en el arte un canal poderoso para comprender y transformar sus emociones. La pintura, el dibujo, la escultura y otras formas de expresión visual permiten que la psique se manifieste de manera simbólica, muchas veces revelando aspectos internos que estaban ocultos.

La experiencia artística también puede ser comparada a un estado meditativo. Cuando estamos profundamente inmersos en la creación, entramos en un flujo donde el tiempo parece desaparecer, la mente se aquieta y la atención se vuelve completamente hacia el presente. Ese estado de presencia plena es semejante a la meditación, trayendo beneficios como la reducción del estrés, el aumento de la claridad mental y un profundo sentimiento de paz interior. Al crear sin juicio, sin la presión de un resultado final perfecto, permitimos que el arte fluya naturalmente, convirtiéndose en un espejo de nuestro estado interno y un camino para la transformación personal.

En el contexto de la innovación, la creatividad se convierte en un elemento esencial para la evolución de la sociedad. En un mundo en constante cambio, la capacidad de pensar fuera de los patrones establecidos y encontrar soluciones originales para problemas complejos es indispensable. La creatividad aplicada a la innovación no se restringe apenas al desarrollo de nuevas tecnologías o productos, sino también se extiende a la manera como estructuramos organizaciones, conducimos relaciones humanas y enfrentamos desafíos globales. El pensamiento creativo nos permite romper con paradigmas limitantes, vislumbrar nuevas posibilidades y construir un futuro más equilibrado y sostenible.

La innovación holística, a su vez, reconoce que los desafíos contemporáneos exigen enfoques interdisciplinarios e integrados. Problemas ambientales, sociales y económicos están interligados, y encontrar soluciones eficaces requiere una visión sistémica que considere la complejidad de esas interacciones. Cuando aplicamos la creatividad de manera holística, somos incentivados a colaborar, a compartir conocimientos y a desarrollar estrategias que promuevan el bienestar no apenas individual, sino colectivo.

El arte también tiene una conexión intrínseca con la espiritualidad. Muchas tradiciones ancestrales utilizaron y aún utilizan el arte como un medio de expresar lo sagrado y establecer un puente con lo divino. Íconos religiosos, mandalas, esculturas, cantos y danzas rituales son ejemplos de manifestaciones artísticas que trascienden la materialidad y evocan una dimensión espiritual. En diversas culturas, la música es empleada en ceremonias sagradas para elevar la consciencia y facilitar estados de éxtasis y comunión con lo trascendente.

Además, la propia experiencia artística puede convertirse en una jornada de autoconocimiento y búsqueda espiritual. Cuando creamos o apreciamos arte, frecuentemente nos topamos con cuestiones existenciales profundas: ¿Cuál es el sentido de la vida? ¿Cuál es la naturaleza de la realidad? ¿Cuál es nuestro papel en el universo? El arte nos invita a explorar esos misterios sin la necesidad de respuestas definitivas, permitiéndonos simplemente sentir, experimentar y contemplar la vastedad de la existencia.

Es importante recordar que la creatividad no está restringida a las artes formales. Puede ser cultivada en el día a día, en pequeñas acciones que hacen la vida más vibrante y significativa. Cocinar una nueva receta, decorar un ambiente de forma única, escribir un diario, improvisar una melodía en la guitarra o simplemente encontrar una manera diferente de resolver un problema son expresiones de creatividad. Al adoptar un enfoque creativo para la vida, nos volvemos más abiertos a nuevas experiencias, más adaptables a los cambios y más conscientes de la belleza presente en cada momento.

A pesar de su importancia, el arte y la creatividad aún enfrentan desafíos en muchas sociedades. La falta de incentivo y la visión utilitarista que privilegia apenas la productividad pueden llevar a la desvalorización de esas manifestaciones esenciales. No obstante, el creciente reconocimiento de los beneficios del arte para la salud mental, la educación y la innovación ha impulsado una mayor valorización de esas prácticas. Hoy, la tecnología ha sido una gran aliada en ese proceso, democratizando el acceso al arte por medio de plataformas digitales, redes sociales y herramientas de creación que permiten que cualquier persona comparta su expresión con el mundo.

Al final, el arte y la creatividad nos conectan a la totalidad de la existencia, permitiéndonos expresar, transformar y comprender la vida de maneras que van más allá del intelecto. Nos ofrecen un refugio de autenticidad en medio de las demandas de la modernidad y nos recuerdan que somos, sobre todo, seres creadores. Al abrazar el arte y la creatividad en nuestro cotidiano, encontramos más significado, alegría y conexión, contribuyendo a la construcción de un mundo más armonioso e inspirador.

Al comprender el arte y la creatividad como expresiones de la totalidad, reconocemos que no apenas reflejan nuestra esencia, sino también nos permiten moldear y transformar la realidad a nuestro alrededor. La creación artística nos invita a salir de los límites del pensamiento lineal y a explorar nuevas posibilidades, despertando un sentimiento de descubrimiento y encanto que rescata la riqueza de la experiencia humana. Ese proceso no precisa estar vinculado a la perfección o a la técnica, sino a la autenticidad, a la valentía de expresar lo que pulsa dentro de nosotros y a la libertad de dar forma a lo invisible.

Cuando cultivamos la creatividad como un principio de vida, aprendemos a ver el mundo con una mirada más atenta y sensible, encontrando belleza y significado en las pequeñas cosas del cotidiano. El arte nos enseña a valorar el momento presente, a reconectarnos con la intuición y a abrirnos a lo inesperado, permitiendo que la imaginación nos guíe hacia caminos antes inimaginables. Así, el acto de crear deja de ser un privilegio y se convierte en un derecho inherente a cada ser humano, una invitación constante para reinventarse y expandirse.

Al final, percibimos que el arte no apenas da color y forma a la vida, sino también nos revela aquello que somos en nuestra esencia. Nos conecta a lo sagrado, a lo lúdico, al misterio y a la verdad que transciende las palabras. Ya sea al pintar un lienzo, componer una melodía o simplemente reinventar nuestra manera de vivir, expresamos la totalidad de nuestro ser y nos convertimos en coautores de la gran obra que es la existencia.

Capítulo 15
Viviendo en Armonía

La conexión humana es una de las fuerzas más poderosas que moldean nuestra existencia, influenciando directamente nuestra salud emocional, mental e incluso física. Desde los primeros momentos de vida, los lazos que establecemos con los otros desempeñan un papel esencial en la formación de nuestra identidad y bienestar. La neurociencia y la psicología demuestran que la interacción social activa circuitos cerebrales fundamentales para el desarrollo de la empatía, la resiliencia y el sentimiento de pertenencia. Cuando cultivamos relaciones saludables, no apenas fortalecemos nuestras emociones, sino también promovemos un equilibrio más profundo entre mente y cuerpo. Por otro lado, la falta de conexiones significativas puede llevar a sentimientos de soledad, estrés y desequilibrios que afectan diversas áreas de la vida.

En la perspectiva holística, las relaciones van más allá de las interacciones superficiales y se convierten en oportunidades de crecimiento personal y colectivo. Cada encuentro humano es un reflejo de la interconectividad de la vida, ofreciendo aprendizajes valiosos sobre nosotros mismos y sobre el mundo. Cuando nos relacionamos con presencia y autenticidad, creamos espacios de intercambio genuino, donde la escucha activa, el respeto y la empatía se vuelven pilares esenciales. Este enfoque nos ayuda a ver los desafíos de las relaciones no como obstáculos, sino como oportunidades para profundizar nuestra comprensión sobre nosotros mismos y los otros. De la misma forma, la vida en comunidad es una extensión de este proceso, promoviendo un sentido de responsabilidad mutua y colaboración, fundamentales para la construcción de sociedades más equilibradas y armoniosas.

Además del impacto individual, la conexión interpersonal influencia la estructura social y la evolución de las comunidades. Cuando las relaciones son guiadas por valores como la compasión y la cooperación, se crean redes de apoyo capaces de transformar desafíos en oportunidades colectivas. La unión de diferentes perspectivas y talentos genera innovación, fortalece la resiliencia y amplía el sentido de pertenencia, elementos esenciales para el desarrollo sostenible de las sociedades. En un mundo cada vez más globalizado y digitalizado, cultivar relaciones significativas y nutrir el espíritu comunitario son actitudes que promueven el bienestar y enriquecen la jornada humana. Así, al reconocer la importancia de las relaciones en la construcción de una vida más plena, podemos transformar nuestras interacciones en fuentes de crecimiento, armonía y conexión verdadera.

Las relaciones son la esencia de la experiencia humana, influenciando directamente nuestra manera de vivir y percibir el mundo a nuestro alrededor. Desde los primeros lazos formados en la infancia, ya sea con la familia o cuidadores, hasta las amistades y relaciones amorosas que cultivamos a lo largo de la vida, todas estas conexiones moldean nuestra identidad, proporcionando apoyo emocional y fortaleciendo nuestra autoestima. El contacto humano, más que una necesidad social, es un cimiento para el crecimiento personal, proporcionando aprendizajes valiosos y permitiendo que exploremos nuestra propia esencia a través del otro.

Bajo una perspectiva holística, las relaciones trascienden el simple convivio diario. Cada interacción es una oportunidad para evolucionar emocional y espiritualmente, pues, al relacionarnos con diferentes personas, somos desafiados a ampliar nuestra visión de mundo, desarrollar empatía y ejercitar la compasión. La vida en comunidad, a su vez, representa esta misma dinámica en una escala mayor, donde el compartir experiencias, desafíos y conquistas fortalece la estructura colectiva, promoviendo equilibrio y bienestar.

La necesidad de conexión humana está enraizada en nuestra biología. Investigaciones demuestran que el aislamiento prolongado puede tener efectos adversos severos, aumentando los riesgos de enfermedades mentales y físicas. En contrapartida, mantener relaciones saludables contribuye a la longevidad y calidad de vida. Sin embargo, la conexión verdadera va más allá de la presencia física; exige un involucramiento genuino, disposición para escuchar con atención y el deseo sincero de comprender al otro. Cuando nos sentimos valorados por quienes realmente somos, nuestra autoconfianza se fortalece, creando un ciclo positivo que impacta tanto a nosotros como a aquellos que nos rodean.

En este contexto, la comunidad surge como un espacio esencial para el desarrollo y la sustentación de esas relaciones. Representa un círculo de apoyo donde cada individuo encuentra pertenencia y seguridad para compartir vivencias, intercambiar conocimientos y enfrentar desafíos de forma colectiva. La cooperación dentro de una comunidad fortalece los lazos entre sus miembros, generando un ambiente de confianza y respeto mutuo. Durante periodos de dificultades, esta red de apoyo se vuelve aún más fundamental, pues la solidaridad entre los individuos es lo que posibilita la superación de adversidades.

La empatía y la compasión desempeñan un papel central en la construcción de vínculos profundos. La empatía nos permite sentir y comprender las emociones ajenas, mientras que la compasión nos impulsa a actuar para aliviar el sufrimiento del otro. Cuando se practican de forma consciente, estas cualidades promueven relaciones más armoniosas y resolutivas. Facilitan la comunicación, haciéndonos más abiertos a perspectivas diferentes y más hábiles en la resolución de conflictos. En un mundo repleto de desafíos, el cultivo de estas virtudes puede transformar no apenas nuestras interacciones individuales, sino toda la dinámica social.

La colaboración y la cooperación son esenciales para el funcionamiento de las relaciones y de la vida comunitaria. Al trabajar juntos hacia un objetivo común, reconocemos el valor de cada contribución y aprendemos a respetar las diferencias. En un enfoque holístico, este intercambio se vuelve aún más significativo, pues revela que cada persona posee habilidades y perspectivas únicas que enriquecen al grupo como un todo. Al abrazar la diversidad como un recurso valioso, creamos ambientes más inclusivos, innovadores y fortalecidos.

Sin embargo, no siempre las relaciones y la convivencia en comunidad están exentas de desafíos. Conflictos y desentendimientos son inevitables, pues cada individuo carga consigo experiencias, creencias y valores distintos. Lo importante no es evitar estas dificultades, sino aprender a enfrentarlas de manera constructiva. La resolución saludable de conflictos pasa por la comunicación abierta y honesta, por la escucha activa y por la disposición de ver la situación desde diferentes perspectivas. El diálogo y la mediación son herramientas poderosas para transformar desentendimientos en aprendizajes, fortaleciendo los lazos en vez de romperlos.

La espiritualidad puede ser un elemento transformador en las relaciones y en la vida en comunidad. Nos enseña a ver a los otros como parte de una red mayor, conectados por algo más allá de la individualidad. Cuando incorporamos esta visión, pasamos a valorar más las relaciones, practicando la gratitud, el respeto y el cuidado mutuo. Prácticas como la meditación, la oración y el servicio comunitario ayudan a nutrir estas conexiones, creando un sentido de propósito y significado compartido que fortalece los lazos interpersonales.

Con la globalización y el avance de la tecnología, la noción de comunidad se ha expandido más allá de las fronteras geográficas. Hoy, interactuamos con personas de diferentes culturas, tradiciones y perspectivas, lo que nos desafía a ampliar nuestra comprensión sobre la humanidad como un todo. La comunidad global nos recuerda nuestra interdependencia y nos invita a cooperar para resolver desafíos que afectan a todos, como los cambios climáticos, la desigualdad social y las crisis humanitarias. Al adoptar una postura más consciente y solidaria, podemos contribuir a un mundo más equilibrado y sostenible.

Las relaciones y la vida comunitaria son pilares fundamentales para el bienestar y la evolución humana. Nos ofrecen apoyo emocional, sentido de pertenencia y oportunidades constantes de aprendizaje y crecimiento. Al cultivar la empatía, la compasión y la colaboración, fortalecemos no apenas nuestros vínculos personales, sino también el tejido social como un todo. Así, podemos transformar nuestras interacciones diarias en fuentes de armonía y evolución, contribuyendo a un mundo más justo y conectado.

Vivir en armonía no significa la ausencia de desafíos, sino la disposición de enfrentarlos con madurez, comprensión y respeto. La construcción de relaciones auténticas exige una mirada atenta al otro, pero también a nosotros mismos, pues solamente al cultivar un equilibrio interno conseguimos interactuar de forma saludable con aquellos que nos rodean. Esta jornada involucra autoconocimiento, apertura al diálogo y la capacidad de reconocer tanto nuestras fortalezas como nuestras limitaciones, permitiendo que la convivencia humana se convierta en un espacio de crecimiento mutuo.

A medida que fortalecemos nuestros lazos, también ampliamos nuestra visión sobre el impacto que tenemos en el mundo. Pequeños gestos de gentileza, paciencia y cooperación generan ondas de influencia que van más allá de nuestro círculo inmediato, reverberando en la comunidad y en la sociedad como un todo. Cuando comprendemos que cada conexión es una oportunidad de aprendizaje e intercambio, nos convertimos en agentes de transformación, contribuyendo a un ambiente más acogedor y equilibrado.

Al final, la armonía que buscamos fuera comienza dentro de nosotros. La práctica diaria de la empatía, del respeto y de la cooperación nos enseña que vivir bien no es apenas una cuestión individual, sino un proceso colectivo de construcción de un mundo más consciente y humano. Al nutrir relaciones basadas en la autenticidad y en el cuidado, no apenas encontramos más significado en nuestra propia jornada, sino también inspiramos a los otros a hacer lo mismo, tejiendo, juntos, una red de conexiones verdaderas y transformadoras.

Capítulo 16
Más allá del crecimiento material

La economía contemporánea atraviesa un momento de transformación fundamental, en el que la búsqueda del crecimiento material ya no puede ser el único objetivo de las sociedades. Durante décadas, el desarrollo económico se midió casi exclusivamente por el aumento del Producto Interno Bruto (PIB), un indicador que, si bien útil, no refleja integralmente la calidad de vida de la población ni la salud de los ecosistemas. La limitación de este enfoque se tornó evidente ante los desafíos globales, como el cambio climático, la desigualdad social y el agotamiento de los recursos naturales. La necesidad de un nuevo paradigma económico, que considere el bienestar humano y la sostenibilidad ambiental como pilares centrales, se ha vuelto cada vez más urgente. Ante este escenario, la economía holística surge como una alternativa innovadora, proponiendo una visión integrada que equilibra desarrollo, equidad social y preservación ambiental. Este enfoque sugiere que el progreso económico debe ser redefinido, incorporando métricas que van más allá del crecimiento material, incluyendo la felicidad de las personas, la distribución equitativa de la riqueza y la regeneración de los ecosistemas.

Para comprender plenamente la economía holística, es esencial reconocer la interdependencia entre los sistemas económico, social y ambiental. A diferencia del modelo tradicional, que ve la economía como una entidad aislada y autónoma, la economía holística considera que la prosperidad depende de factores múltiples e interconectados. Una economía verdaderamente próspera no es aquella que solo genera riqueza, sino aquella que también garantiza calidad de vida, acceso a servicios esenciales y oportunidades equitativas para todos los individuos. Además, la economía holística propone un cambio en la forma en que los recursos son utilizados y distribuidos, incentivando prácticas que minimicen el desperdicio y promuevan un uso responsable de los bienes naturales. El concepto de "crecimiento a cualquier costo" es reemplazado por un modelo de desarrollo regenerativo, en el que la actividad económica no solo evita daños al medio ambiente, sino que contribuye activamente a su restauración. De esta forma, este enfoque no solo responde a las crisis ambientales y sociales, sino que también ofrece un camino hacia un futuro más resiliente y sostenible.

La adopción de una economía holística requiere una revisión profunda de los sistemas económicos y de las políticas públicas. La transición hacia este modelo implica cambios estructurales que incluyen la creación de nuevos indicadores de progreso, la implementación de políticas que incentiven la economía circular y regenerativa, y el fortalecimiento de modelos económicos que promuevan la equidad y la participación democrática. Empresas y gobiernos desempeñan un papel fundamental en esta transformación, pero los individuos también tienen un impacto significativo. Pequeños cambios, como el consumo consciente, el apoyo a negocios locales y la adopción de prácticas sostenibles en la vida cotidiana, pueden generar efectos multiplicadores que impulsen esta nueva economía. La concienciación y la educación son herramientas esenciales en este proceso, pues permiten que la sociedad comprenda los beneficios de este enfoque y se involucre activamente en la construcción de un futuro más justo y equilibrado. La economía holística, por lo tanto, no se trata solo de una teoría económica, sino de una nueva forma de pensar y actuar, orientada hacia la creación de sociedades más sostenibles, resilientes y humanizadas.

La economía holística se fundamenta en principios esenciales que redefinen el concepto de progreso, ampliando su perspectiva más allá del crecimiento material. En su esencia, este enfoque reconoce que el verdadero bienestar humano no puede ser medido solo por la acumulación de riquezas o por el aumento del Producto Interno Bruto (PIB), sino por la calidad de vida de las personas, la preservación ambiental y la justicia social. De esta forma, la economía holística integra diversos pilares fundamentales que orientan su práctica y aplicación en el mundo contemporáneo.

El primero de estos pilares es la visión integral del bienestar. A diferencia de la economía tradicional, que prioriza el crecimiento económico como un fin en sí mismo, la economía holística comprende que el desarrollo debe contemplar una amplia gama de factores, incluyendo salud, educación, relaciones sociales, cultura y medio ambiente. Parte del principio de que la prosperidad de una sociedad no puede disociarse del bienestar de las personas que la componen. Así, en lugar de enfocarse solo en el aumento de la producción y el consumo, este enfoque busca garantizar que los individuos tengan acceso a condiciones dignas de vida, equilibrio emocional y participación activa en la comunidad.

Otro principio esencial es la sostenibilidad ecológica, que reconoce que la economía no existe de forma aislada, sino que está profundamente interconectada con los ecosistemas. El modelo tradicional, basado en la explotación incesante de los recursos naturales, se ha mostrado insostenible, llevando al agotamiento de materias primas, al aumento de la contaminación y al cambio climático. La economía holística, por otro lado, propone una relación más armoniosa entre la actividad económica y el medio ambiente. En lugar de solo mitigar los impactos negativos, promueve prácticas regenerativas, que restauran la biodiversidad, reducen el desperdicio y garantizan que los recursos naturales sean utilizados de manera equilibrada y consciente, de modo a preservar la calidad de vida de las generaciones futuras.

La justicia social y la equidad también ocupan una posición central en la economía holística. En un mundo marcado por profundas desigualdades económicas y sociales, este enfoque busca garantizar que la prosperidad sea distribuida de manera justa y accesible a todos. Esto significa combatir la exclusión social, promover políticas públicas que reduzcan la pobreza y crear mecanismos que garanticen oportunidades equitativas para todas las capas de la sociedad. En este contexto, prácticas como la economía solidaria, que valoriza la cooperación y la autogestión, se vuelven fundamentales para la construcción de un modelo económico más inclusivo y democrático.

Además, la economía holística valoriza la diversidad y la resiliencia. En lugar de depender de un único sector o modelo económico, incentiva la creación de sistemas diversos y adaptables, que sean capaces de enfrentar crisis y cambios inesperados. Esto incluye el fortalecimiento de las economías locales, el estímulo a la innovación y la valorización de las culturas y saberes tradicionales. La diversidad económica y cultural hace que las sociedades sean más flexibles y estén mejor preparadas para lidiar con los desafíos, garantizando que puedan reinventarse ante las transformaciones globales.

Otro aspecto esencial es la participación y la democracia económica. La economía holística reconoce que las decisiones económicas afectan la vida de todos y, por lo tanto, deben tomarse de forma transparente e inclusiva. Esto significa incentivar la participación activa de la población en la definición de políticas económicas y en la gestión de recursos. Modelos de gobernanza participativa, cooperativas y empresas sociales son ejemplos de cómo este enfoque puede aplicarse en la práctica, creando un entorno donde la economía se gestiona de forma más justa y colaborativa.

La implementación de la economía holística se da a través de diversas prácticas que ya se están adoptando en diferentes partes del mundo. Un ejemplo significativo es la economía circular, un modelo que busca eliminar el desperdicio y maximizar la reutilización de recursos. A diferencia del sistema lineal tradicional, basado en la lógica de "extraer, producir, desechar", la economía circular propone un ciclo continuo de reaprovechamiento, en el que los materiales y productos se reintegran al proceso productivo, reduciendo la necesidad de extracción de nuevos recursos y minimizando los impactos ambientales.

Otro enfoque importante dentro de la economía holística es la economía solidaria, que se basa en la cooperación y la justicia social. Este modelo valoriza prácticas como cooperativas, bancos comunitarios y monedas locales, promoviendo la inclusión económica y la autosuficiencia de las comunidades. Al fortalecer las redes de apoyo mutuo e incentivar el comercio justo, la economía solidaria reduce las desigualdades y crea alternativas sostenibles al sistema económico convencional.

La economía del bienestar también es un componente esencial de este enfoque, ya que redefine los indicadores de progreso. En lugar de medir el éxito económico solo por el crecimiento del PIB, esta perspectiva considera métricas que reflejan la calidad de vida de la población. Indicadores como el Índice de Felicidad Nacional Bruta (FNB) y el Índice de Progreso Genuino (IPG) tienen en cuenta aspectos como la salud, la educación, el medio ambiente y el bienestar psicológico, ofreciendo una visión más amplia del desarrollo humano.

La economía regenerativa va más allá de la simple sostenibilidad, proponiendo prácticas que no solo preservan, sino que restauran y revitalizan los ecosistemas. Esto incluye iniciativas como la agricultura regenerativa, que recupera la fertilidad de los suelos y promueve la biodiversidad, y proyectos de restauración ambiental, que ayudan a revertir los daños causados por la degradación humana. La idea central de este enfoque es que la economía puede ser un agente positivo en la regeneración del planeta, y no solo un factor de destrucción.

Además, la economía local y comunitaria desempeña un papel fundamental en la construcción de un modelo económico más equilibrado y resiliente. Al incentivar el consumo y la producción locales, este enfoque fortalece los pequeños negocios, reduce la dependencia de las cadenas globales de suministro y fomenta un sentido de pertenencia y cooperación dentro de las comunidades.

La tecnología y la innovación también juegan un papel crucial en la economía holística. Avances como la energía renovable, la agricultura de precisión y la blockchain pueden utilizarse para promover la sostenibilidad, la inclusión y la eficiencia. Sin embargo, es esencial que el desarrollo tecnológico sea guiado por principios éticos y responsabilidad social, garantizando que sus beneficios se distribuyan de forma equitativa y que sus impactos ambientales sean minimizados.

A pesar de las innumerables ventajas, la economía holística enfrenta desafíos significativos. La resistencia al cambio, la dependencia de los sistemas económicos tradicionales y la falta de apoyo institucional son obstáculos que deben superarse. Sin embargo, las oportunidades son vastas. El creciente interés por la sostenibilidad, la demanda por prácticas más justas y la expansión de las redes de colaboración global ofrecen un escenario propicio para la consolidación de este nuevo enfoque.

Los individuos también desempeñan un papel fundamental en la transición hacia la economía holística. Pequeños cambios en el día a día, como adoptar un consumo más consciente, apoyar negocios locales y participar en iniciativas comunitarias, pueden generar impactos significativos. La educación y la concienciación son herramientas esenciales para impulsar esta transformación cultural, creando una sociedad más informada e involucrada en la construcción de un futuro sostenible.

De esta forma, la economía holística nos invita a repensar la manera en que nos relacionamos con la economía, el medio ambiente y la sociedad. Al adoptar esta perspectiva, podemos construir un mundo donde el progreso se mida no solo por la riqueza material, sino por el bienestar colectivo, la regeneración de la naturaleza y la justicia social. Este enfoque no solo nos ayuda a enfrentar los desafíos del presente, sino que también nos inspira a crear un futuro más armonioso, inclusivo y sostenible.

La concreción de la economía holística depende de la convergencia de esfuerzos entre gobiernos, empresas y ciudadanos. Para que esta transformación ocurra de manera eficaz, es necesario que las políticas públicas sean reformuladas para priorizar modelos económicos regenerativos, garantizando incentivos para prácticas sostenibles y reduciendo la dependencia de sectores depredadores. Al mismo tiempo, las empresas necesitan asumir un papel de corresponsabilidad, adoptando modelos de producción y gestión que respeten los límites ambientales y promuevan la equidad social. Sin embargo, ningún cambio será verdaderamente duradero sin el involucramiento de la población, que, a través de decisiones cotidianas y participación activa en procesos políticos y económicos, puede fortalecer esta nueva visión de desarrollo.

Más que un conjunto de estrategias económicas, la economía holística representa un cambio profundo en la forma en que la sociedad ve el progreso. Desafía la lógica del crecimiento ilimitado y propone una nueva mentalidad basada en el equilibrio entre prosperidad y preservación, entre innovación y respeto a las tradiciones, entre bienestar individual y colectivo. Se trata de una invitación a reevaluar nuestras prioridades y reconocer que la verdadera riqueza no se encuentra solo en la acumulación de bienes, sino en la calidad de las relaciones humanas, en la salud de los ecosistemas y en la capacidad de garantizar un futuro digno para las próximas generaciones.

El camino para la implementación de este modelo no será simple, pero las transformaciones que ya están en curso demuestran que este cambio no solo es posible, sino necesario. Cada paso en dirección a una economía más justa, sostenible e integrada fortalece las bases para un mundo más equilibrado y resiliente. A medida que los gobiernos, las empresas y los individuos toman conciencia del impacto de sus decisiones, crece la posibilidad de construir un sistema económico que valore, por encima de todo, la vida en todas sus formas. El desafío está planteado: elegir entre la inercia del pasado o la construcción de un futuro en el que la prosperidad y la armonía caminen juntas.

Capítulo 17
Visiones sistémicas para un mundo mejor

Las sociedades modernas enfrentan desafíos cada vez más complejos e interconectados, exigiendo enfoques políticos que trasciendan la fragmentación y los intereses inmediatos. La gobernanza tradicional, frecuentemente orientada por ciclos electorales cortos e influencias de grupos de poder, tiene dificultades para lidiar con problemas sistémicos como el cambio climático, la desigualdad social y las crisis económicas recurrentes. Estos desafíos no pueden solucionarse aisladamente, pues están profundamente entrelazados y requieren una visión amplia e integrada. La política y la gobernanza holísticas emergen como una respuesta necesaria a esta brecha, proponiendo un modelo que prioriza la interconexión entre los diferentes aspectos de la sociedad, la participación activa de la población y la sostenibilidad a largo plazo. En lugar de políticas reactivas, que combaten solo los síntomas de los problemas, este enfoque busca identificar y tratar sus causas estructurales, promoviendo un equilibrio entre crecimiento económico, justicia social y preservación ambiental.

Para construir un modelo político más eficaz y sostenible, es esencial repensar los fundamentos de la gobernanza, incorporando principios que favorezcan las decisiones basadas en evidencias, la transparencia y la equidad. La política holística reconoce que la prosperidad de una nación no puede medirse solo por el crecimiento económico, sino también por la calidad de vida de sus ciudadanos, el acceso a los derechos fundamentales y la salud de los ecosistemas. Este modelo enfatiza la necesidad de ampliar los procesos democráticos, permitiendo que diferentes sectores de la sociedad participen activamente en las decisiones que los afectan. Esto incluye desde mecanismos de democracia participativa, como presupuestos colaborativos y asambleas populares, hasta la incorporación de conocimientos tradicionales y científicos en la formulación de políticas públicas. Además, la gobernanza holística valoriza la cooperación entre diferentes niveles de gobierno y sectores de la sociedad, promoviendo alianzas que fortalezcan la resiliencia de las comunidades y garanticen la implementación de soluciones eficaces y duraderas.

    La transición hacia una gobernanza holística no está exenta de desafíos, pues exige cambios culturales, estructurales e institucionales profundos. La resistencia a lo nuevo, la influencia de intereses establecidos y la complejidad de los sistemas políticos son obstáculos a superar. Sin embargo, el avance de la tecnología y la creciente concienciación global sobre la necesidad de modelos más sostenibles crean oportunidades inéditas para esta transformación. Las herramientas digitales pueden ampliar la transparencia y la participación ciudadana, mientras que las redes de colaboración globales facilitan el intercambio de ideas y buenas prácticas entre diferentes países y comunidades. El involucramiento de los ciudadanos es un elemento crucial en este proceso, pues la política holística no se construye solo de arriba hacia abajo, sino también a través de acciones cotidianas que promuevan valores como la justicia, la solidaridad y la responsabilidad colectiva. Al fortalecer la participación democrática y adoptar una visión integrada de la gobernanza, es posible crear sociedades más justas, resilientes y preparadas para enfrentar los desafíos del futuro.

La política y la gobernanza holísticas se fundamentan en principios que buscan transformar la manera en que las sociedades enfrentan los desafíos globales, promoviendo soluciones sostenibles, justas y participativas. El primer principio esencial es la visión sistémica, que reconoce la interconexión entre cuestiones como el cambio climático, la desigualdad social y la pérdida de la biodiversidad. En lugar de tratar los síntomas de los problemas de forma aislada, este enfoque busca comprender sus causas estructurales, adoptando estrategias que consideren los múltiples factores que influyen en estos fenómenos. Así, las políticas eficaces deben tener en cuenta no solo las variables económicas, sino también los impactos sociales y ambientales, garantizando que las decisiones a corto plazo no comprometan la sostenibilidad futura.

Otro pilar fundamental es la participación e inclusión. La gobernanza holística defiende que todos los sectores de la sociedad, incluyendo los grupos marginados y las comunidades locales, deben tener voz activa en la toma de decisiones. Esto significa valorar el conocimiento tradicional y académico, garantizando que diferentes perspectivas sean consideradas en la formulación de políticas públicas. La adopción de mecanismos como presupuestos participativos, consultas populares y asambleas ciudadanas fortalece la democracia al proporcionar mayor representatividad y compromiso social. De esta forma, las decisiones gubernamentales dejan de ser exclusividad de las élites políticas y económicas, y pasan a reflejar, de manera más justa, las reales necesidades de la población.

La sostenibilidad y la resiliencia también son principios centrales de la política holística. Toda decisión debe tener en cuenta sus impactos a largo plazo y la necesidad de preservar los recursos naturales para las generaciones futuras. Esto implica no solo la conservación ambiental, sino también la creación de sistemas sociales y económicos capaces de adaptarse y resistir a las crisis. La resiliencia de las comunidades puede fortalecerse mediante la diversificación económica, la educación ambiental y las políticas que incentiven prácticas regenerativas, como la agricultura sostenible y la economía circular.

La justicia y la equidad son otros principios fundamentales. La gobernanza holística busca reducir las desigualdades y garantizar que todos tengan acceso a oportunidades y recursos básicos, como la educación, la salud y una vivienda digna. Esto exige políticas redistributivas y un compromiso con la inclusión social, promoviendo el bienestar colectivo en lugar de concentrar los beneficios en pequeños grupos privilegiados. Medidas como la tributación progresiva, los programas de transferencia de ingresos y las inversiones en infraestructura social son ejemplos de cómo la equidad puede incorporarse a las políticas públicas.

Por último, la transparencia y la responsabilidad son esenciales para garantizar la integridad de las instituciones. Los gobiernos y las organizaciones deben ser abiertos, éticos y rendir cuentas a la sociedad, evitando la corrupción y promoviendo la confianza entre los ciudadanos y los líderes políticos. Herramientas como los datos abiertos, las auditorias públicas y las plataformas de monitoreo gubernamental son mecanismos que pueden aumentar la transparencia y fortalecer la democracia.

La política y la gobernanza holísticas no se limitan a conceptos abstractos; se traducen en prácticas concretas que ya se están implementando en diversas partes del mundo. Un ejemplo de ello son las políticas basadas en evidencias, que utilizan datos científicos y análisis exhaustivos para sustentar las decisiones gubernamentales. En lugar de adoptar medidas impulsivas o influenciadas por intereses políticos, este modelo prioriza las soluciones fundamentadas en investigaciones y experiencias exitosas. La consideración de los impactos sociales, ambientales y económicos antes de la implementación de políticas públicas hace que las decisiones sean más eficaces y estén alineadas con las necesidades reales de la población.

Otro aspecto crucial es la gobernanza multinivel, que reconoce la necesidad de cooperación entre las diferentes esferas del poder público. Los problemas globales exigen soluciones coordinadas entre los gobiernos locales, nacionales e internacionales, así como la colaboración entre los sectores público, privado y las organizaciones de la sociedad civil. Este enfoque fomenta las ali anzas estratégicas y facilita la implementación de políticas integradas, fortaleciendo la resiliencia de las comunidades y promoviendo el desarrollo sostenible.

La democracia participativa también desempeña un papel central. Mecanismos como los presupuestos participativos, las consultas públicas y las asambleas ciudadanas permiten que la población influya directamente en las decisiones que afectan su vida cotidiana. Al promover una mayor participación cívica, este enfoque fortalece la legitimidad de las políticas públicas y reduce la alienación política, incentivando un sentido de responsabilidad colectiva en la construcción del futuro.

En el campo ambiental, las políticas de sostenibilidad son fundamentales para garantizar la preservación de los ecosistemas y la mitigación del cambio climático. Los gobiernos que adoptan la perspectiva holística invierten en energías renovables, eficiencia energética, reforestación y economía circular, buscando minimizar el desperdicio y los impactos ambientales. Los incentivos para que las empresas y los ciudadanos adopten prácticas sostenibles también forman parte de este modelo, promoviendo una cultura de responsabilidad ambiental.

La justicia restaurativa es otra práctica que refleja los principios de la gobernanza holística. En lugar de priorizar los castigos severos y represivos, este enfoque propone la resolución de conflictos a través del diálogo, la reconciliación y la reparación de los daños causados. Aplicada en diversas áreas, desde los sistemas judiciales hasta la mediación de conflictos comunitarios, la justicia restaurativa promueve la cohesión social y fortalece los lazos de solidaridad.

La tecnología y la innovación desempeñan un papel esencial en la gobernanza holística. El uso de la inteligencia artificial, el análisis de datos y las plataformas digitales puede mejorar la transparencia gubernamental y ampliar la participación ciudadana. Los sistemas de monitoreo de políticas públicas, las aplicaciones de denuncia y las herramientas de participación online permiten que los ciudadanos acompañen e influyan en las decisiones políticas en tiempo real. Sin embargo, es fundamental que la tecnología se desarrolle y utilice de manera ética y responsable, garantizando que sus beneficios sean accesibles a todos y que sus impactos sociales y ambientales se consideren cuidadosamente.

A pesar de los avances, la implementación de la política y la gobernanza holísticas enfrenta desafíos significativos. La resistencia al cambio, los intereses políticos y económicos consolidados, y la complejidad de los sistemas gubernamentales pueden dificultar la transición a este modelo. La falta de recursos y de capacitación para los gestores públicos también representa un obstáculo, lo que hace esencial la inversión en educación política y el desarrollo de liderazgos comprometidos con esta visión.

Sin embargo, las oportunidades para expandir este modelo son numerosas. El crecimiento de la concienciación global sobre la sostenibilidad y la justicia social impulsa la demanda de políticas más inclusivas y responsables. Además, la globalización y la tecnología facilitan el intercambio de conocimientos y experiencias entre países, permitiendo que las buenas prácticas se adapten y repliquen en diferentes contextos.

Por último, el papel del ciudadano es indispensable para la construcción de una gobernanza holística eficaz. Además de votar y exigir transparencia a los gobernantes, cada individuo puede contribuir activamente involucrándose en iniciativas comunitarias, promoviendo diálogos constructivos y adoptando hábitos sostenibles en el día a día. La educación y la concienciación son herramientas poderosas para impulsar un cambio cultural hacia una sociedad más justa, equilibrada y sostenible.

Al integrar estos principios y prácticas, la política y la gobernanza holísticas ofrecen un camino prometedor para enfrentar los desafíos del siglo XXI. La interconexión entre las diferentes áreas de la sociedad exige soluciones que trasciendan los enfoques fragmentados y de corto plazo. Al fortalecer la participación democrática, garantizar la equidad y priorizar la sostenibilidad, es posible crear un modelo de gobernanza que promueva la prosperidad compartida y un futuro más armonioso para todos.

La construcción de este nuevo paradigma de gobernanza exige un compromiso continuo con la innovación política y la transformación cultural. A medida que más sociedades perciben la ineficacia de los modelos tradicionales fragmentados, crece la necesidad de invertir en liderazgos capaces de articular soluciones sistémicas e inclusivas. La educación política, en este contexto, juega un papel esencial, preparando a los ciudadanos y gestores para que comprendan la complejidad de los desafíos contemporáneos y colaboren en la formulación de políticas públicas que realmente satisfagan las necesidades colectivas. Esta transición no ocurrirá de forma instantánea, pero cada paso hacia una gobernanza más holística representa un avance significativo en la construcción de un mundo más justo y sostenible.

Además de los cambios estructurales, la adopción de la política holística también exige una nueva mirada sobre los valores que guían la vida en sociedad. El individualismo exacerbado y la priorización del lucro por encima del bienestar colectivo deben dar paso a principios basados en la cooperación, la ética y la corresponsabilidad. Los modelos que valoran la transparencia y la participación activa de la población demuestran que es posible equilibrar el desarrollo económico con la justicia social y la preservación ambiental. El desafío radica en transformar estas ideas en acciones concretas y duraderas, resistiendo a las presiones de quienes se benefician del mantenimiento del statu quo.

La gobernanza holística no es solo un concepto teórico, sino una necesidad urgente en un mundo que enfrenta desafíos cada vez más interconectados. A medida que las nuevas experiencias muestran sus resultados positivos, se hace evidente que las soluciones fragmentadas ya no son suficientes. El futuro depende de la capacidad colectiva de repensar la política como una herramienta de transformación real, capaz de construir sociedades más resilientes, equilibradas y prósperas. Al adoptar una visión sistémica, colaborativa y sostenible, la humanidad podrá transitar un camino que trascienda las crisis y establezca bases sólidas para un mundo mejor.

Capítulo 18
Herramientas para la Integración

La rápida evolución de la tecnología y la innovación ha redefinido profundamente la forma en que vivimos, trabajamos e interactuamos con el mundo. Si bien estas transformaciones traen avances significativos en la calidad de vida y en la eficiencia de los procesos productivos, también imponen desafíos éticos, sociales y ambientales que deben ser considerados cuidadosamente. El progreso tecnológico no puede ser guiado únicamente por el deseo de crecimiento y lucro, sino que debe estar alineado con principios de equidad, sostenibilidad y bienestar colectivo. La adopción de un enfoque holístico para la tecnología y la innovación exige la consideración no solo de los beneficios inmediatos, sino también de los impactos a largo plazo sobre la sociedad, el medio ambiente y las futuras generaciones. Este nuevo paradigma busca integrar diferentes campos del conocimiento y promover soluciones que respeten los límites del planeta, al mismo tiempo que amplían las oportunidades y la inclusión social.

La tecnología tiene un enorme potencial para promover la integración entre individuos, comunidades y naciones, facilitando el intercambio de conocimientos y fortaleciendo redes de colaboración global. El avance de las comunicaciones digitales, la inteligencia artificial y el internet de las cosas ha permitido la creación de nuevas formas de interacción y cooperación, acortando distancias y haciendo que la información sea accesible a un número creciente de personas. Sin embargo, el acceso desigual a la tecnología sigue siendo un obstáculo significativo, ampliando la exclusión digital y profundizando las desigualdades sociales y económicas. Una innovación verdaderamente holística debe priorizar la democratización del acceso a las herramientas tecnológicas, garantizando que todos puedan beneficiarse de sus avances y que ninguna comunidad quede al margen de este progreso. Además, es fundamental promover la educación digital y el pensamiento crítico, para que las personas puedan utilizar la tecnología de manera consciente y responsable, evitando riesgos como la desinformación, la manipulación de datos y la pérdida de privacidad.

La innovación orientada a la sostenibilidad es otro pilar esencial de este enfoque, ya que permite afrontar desafíos globales como el cambio climático, el agotamiento de los recursos naturales y la degradación ambiental. Tecnologías emergentes, como las energías renovables, la agricultura regenerativa, los biomateriales y las soluciones basadas en la naturaleza, demuestran que el desarrollo puede ser compatible con la preservación ambiental y la regeneración de los ecosistemas. Sin embargo, para que estas soluciones sean ampliamente adoptadas, se necesita un esfuerzo conjunto entre gobiernos, empresas y sociedad civil, promoviendo políticas públicas que incentiven modelos productivos sostenibles y garantizando que la innovación atienda a las necesidades del presente sin comprometer las posibilidades del futuro. El verdadero avance tecnológico no está solo en la creación de nuevos productos y servicios, sino en la capacidad de moldear un mundo más justo, equilibrado y preparado para los desafíos que están por venir.

La tecnología tiene el poder de conectar personas, ideas y recursos de maneras antes inimaginables. El avance de las plataformas digitales, las redes sociales y las herramientas de comunicación ha permitido que individuos y comunidades se reúnan virtualmente para intercambiar conocimientos, desarrollar proyectos y resolver desafíos colectivos. Esta conectividad ha ampliado las oportunidades de integración social, cultural y económica, eliminando barreras físicas y permitiendo el diálogo entre diferentes realidades. Hoy en día, las empresas pueden operar globalmente, los profesionales pueden colaborar independientemente de su ubicación y los movimientos sociales pueden ganar fuerza rápidamente a través de las redes digitales. Esta revolución en la forma en que interactuamos ha traído un potencial inmenso para la construcción de un mundo más interconectado e inclusivo.

Sin embargo, a pesar de todos estos avances, la tecnología también tiene el poder de crear divisiones. La exclusión digital sigue siendo una realidad para millones de personas que no tienen acceso a dispositivos, internet o conocimiento técnico suficiente para aprovechar los beneficios de la conectividad. En muchos lugares, la infraestructura digital aún es precaria o inexistente, perpetuando desigualdades socioeconómicas. Además, el crecimiento de las burbujas de información y la diseminación de contenidos polarizadores han contribuido a la fragmentación social y al refuerzo de prejuicios y desinformación. Ante estos desafíos, es esencial que la tecnología se desarrolle y utilice con un enfoque holístico, garantizando que su impacto positivo alcance todas las capas de la sociedad. La promoción de la inclusión digital, a través del acceso facilitado a internet, la educación tecnológica y políticas públicas orientadas a la democratización del conocimiento, es un paso fundamental para garantizar que nadie quede al margen de este progreso.

La innovación, además de promover la conectividad, también tiene un papel central en la búsqueda de soluciones sostenibles. Ante los desafíos ambientales que la humanidad enfrenta, el desarrollo tecnológico debe estar alineado con principios de regeneración y preservación. Tecnologías emergentes vienen demostrando que el crecimiento económico puede ir de la mano con la sostenibilidad. Las energías renovables, como la solar y la eólica, se han vuelto más accesibles y eficientes, permitiendo una transición hacia matrices energéticas menos contaminantes. La agricultura de precisión, que utiliza sensores e inteligencia artificial para optimizar el uso de insumos, reduce el desperdicio y el impacto ambiental de la producción de alimentos. Los modelos de economía circular proponen la reutilización y el reciclaje de materiales, reduciendo la extracción de recursos naturales y la acumulación de residuos.

Pero para que estas innovaciones sean realmente efectivas, es necesario integrar diferentes perspectivas y disciplinas en la búsqueda de soluciones equilibradas. Un ejemplo claro de ello son las ciudades inteligentes y sostenibles, que combinan diversas tecnologías para mejorar la calidad de vida de la población y aumentar la resiliencia urbana. La implementación de sistemas de transporte público eficientes y sostenibles, redes de abastecimiento de agua inteligentes, gestión avanzada de residuos y fuentes de energía limpia son pasos esenciales para hacer que los centros urbanos sean más habitables y sostenibles. Sin embargo, para que estas soluciones sean ampliamente adoptadas, se necesita un esfuerzo conjunto entre gobiernos, empresas y sociedad civil, garantizando que las innovaciones sean accesibles y beneficiosas para todos.

Además de conectar e impulsar la sostenibilidad, la tecnología también ha sido una aliada poderosa en la promoción del bienestar. Aplicaciones orientadas a la salud mental y física, plataformas de enseñanza online, asistentes virtuales para la meditación y programas de monitoreo de actividades físicas son algunos ejemplos de cómo el avance tecnológico puede contribuir a la mejora de la calidad de vida. Hoy en día, una persona puede acceder a terapia online, aprender un nuevo idioma de forma autodidacta o monitorear sus hábitos de sueño con la ayuda de dispositivos inteligentes. Estos recursos aumentan la autonomía de las personas sobre su propia salud y desarrollo personal.

Sin embargo, el uso desenfrenado de la tecnología puede traer impactos negativos, especialmente cuando no hay equilibrio entre el mundo digital y la vida real. El exceso de tiempo dedicado a las pantallas, la sobrecarga de información y la conexión constante pueden llevar al estrés, la ansiedad y el aislamiento social. La dependencia de dispositivos digitales puede comprometer la calidad del sueño, las relaciones interpersonales e incluso la productividad en el trabajo. Por eso, es fundamental promover un uso consciente de la tecnología, incentivando pausas, periodos de desconexión e interacciones presenciales. El equilibrio entre la vida digital y la realidad física debe ser incentivado tanto en entornos corporativos como en contextos educativos y familiares, para que los beneficios tecnológicos no sean eclipsados por sus efectos adversos.

  La innovación y la tecnología también plantean cuestiones éticas y sociales que no pueden ser ignoradas. El avance de la inteligencia artificial y la automatización ha traído impactos profundos en el mercado laboral, sustituyendo algunas funciones humanas por sistemas más eficientes. Mientras que algunos sectores se benefician de la mayor productividad, otros enfrentan la reducción de puestos de trabajo y el aumento de las desigualdades sociales. Además, la privacidad de los usuarios está constantemente amenazada por el uso inadecuado de datos personales, la vigilancia masiva y la manipulación de información. Las empresas y los gobiernos deben establecer regulaciones claras para proteger a los ciudadanos y garantizar que el desarrollo tecnológico se base en la ética y la transparencia.

Un enfoque holístico para la tecnología exige que todas estas preocupaciones se tengan en cuenta y que se implementen soluciones para mitigar sus riesgos. La creación de políticas que regulen el uso de datos, la protección de los derechos digitales y la implementación de directrices éticas en el desarrollo de la inteligencia artificial son medidas fundamentales. Además, la participación activa de la sociedad en las decisiones que involucran la innovación y la tecnología es esencial para garantizar que las soluciones adoptadas sean justas y representativas.

Ante la escala global de los desafíos y oportunidades que la tecnología ofrece, la colaboración entre naciones, organizaciones y sectores se vuelve indispensable. La Agenda 2030 de las Naciones Unidas y los Objetivos de Desarrollo Sostenible (ODS) son ejemplos de iniciativas que fomentan la cooperación internacional para el desarrollo sostenible. Las alianzas entre gobiernos, empresas privadas, universidades y organizaciones no gubernamentales hacen posible el intercambio de conocimientos y la creación de soluciones conjuntas que benefician a toda la humanidad. La ciencia ciudadana, en la que los individuos contribuyen a la investigación y el análisis de datos, demuestra cómo la participación popular puede fortalecer la innovación y generar impactos positivos a gran escala.

Si bien el papel de las grandes instituciones es fundamental, cada individuo también puede contribuir a un uso más responsable y sostenible de la tecnología. Pequeños cambios en el día a día, como reducir el consumo de dispositivos electrónicos innecesarios, apoyar proyectos de innovación sostenible y practicar un uso equilibrado de la tecnología, pueden generar impactos acumulativos importantes. La concienciación sobre los impactos de la innovación y la adopción de hábitos que prioricen el bienestar colectivo son pasos esenciales para la construcción de un futuro más integrado y armonioso.

En un mundo donde la tecnología evoluciona rápidamente y redefine nuestra forma de vivir, pensar e interactuar, es fundamental garantizar que esta evolución esté orientada por valores que promuevan la equidad, la sostenibilidad y el bienestar social. La adopción de un enfoque holístico no significa solo maximizar los beneficios tecnológicos, sino también minimizar sus riesgos y garantizar que sus ventajas sean accesibles a todos. Con la colaboración entre individuos, empresas, gobiernos y organizaciones, podemos crear un futuro donde la innovación no solo resuelva problemas, sino que también inspire un mundo más justo, equilibrado y preparado para los desafíos del mañana.

La transición hacia una sociedad verdaderamente integrada depende de la forma en que elegimos utilizar las herramientas tecnológicas a nuestro favor. El progreso no se define solo por la sofisticación de las innovaciones, sino por el impacto positivo que generan en la vida de las personas y en la preservación del planeta. La búsqueda de soluciones inclusivas y sostenibles exige una mirada crítica sobre las consecuencias del avance digital, garantizando que sirva para fortalecer los lazos sociales, reducir las desigualdades y promover un desarrollo equilibrado. El desafío, por lo tanto, no está solo en la creación de nuevas tecnologías, sino en la construcción de una cultura que valore su aplicación ética y responsable.

Además, la colaboración continua entre diferentes sectores será esencial para moldear este nuevo escenario. Los gobiernos deben crear regulaciones que incentiven el uso consciente de la innovación, mientras que las empresas deben incorporar compromisos ambientales y sociales en sus estrategias. La academia y la sociedad civil también desempeñan papeles fundamentales, ampliando el debate sobre los impactos de la tecnología e incentivando la participación activa de los ciudadanos en la definición de directrices para su desarrollo. Solo a través de un esfuerzo conjunto será posible garantizar que el avance tecnológico se convierta en un motor de inclusión y sostenibilidad, en lugar de un factor de exclusión y degradación.

El camino hacia un futuro más integrado y equilibrado está en la forma en que utilizamos los recursos disponibles para crear un impacto positivo duradero. La tecnología, cuando se alía a principios de equidad y regeneración, puede ser una herramienta poderosa para transformar la realidad y preparar a las próximas generaciones para desafíos cada vez más complejos. Corresponde a cada uno de nosotros, como individuos y colectividad, decidir si queremos ser meros consumidores de las innovaciones o agentes activos en la construcción de un mundo donde la tecnología sea sinónimo de conexión, armonía y prosperidad compartida.

Capítulo 19
Celebrando la Unidad en la Pluralidad

La diversidad cultural es una de las mayores riquezas de la humanidad, reflejando la complejidad y la profundidad de la experiencia humana a lo largo de la historia. Cada cultura lleva consigo un conjunto único de valores, creencias, tradiciones y expresiones artísticas que moldean las identidades individuales y colectivas. Sin embargo, en un mundo cada vez más globalizado, existe un riesgo creciente de que esta diversidad sea borrada por la homogeneización cultural, donde las prácticas y costumbres locales son reemplazadas por patrones dominantes. Para evitar esta pérdida invaluable, es esencial adoptar un enfoque que reconozca y celebre la pluralidad, promoviendo el respeto mutuo y la integración armoniosa entre diferentes tradiciones. La valoración de la diversidad no significa solo preservar el pasado, sino también crear espacios donde diferentes culturas puedan coexistir, influenciarse positivamente y evolucionar juntas. Al ver la cultura como un campo dinámico de intercambios y aprendizaje, podemos construir sociedades más ricas, resilientes e inclusivas, en las que la identidad de cada grupo sea respetada sin que ello signifique aislamiento o conflicto.

La pluralidad cultural, cuando es reconocida e incentivada, fortalece el tejido social, haciendo que las comunidades sean más adaptables a los cambios y estén mejor preparadas para afrontar los desafíos globales. En tiempos de crisis, la diversidad de perspectivas y soluciones que ofrecen las diferentes tradiciones puede ser un factor decisivo para la innovación y la superación de dificultades. Sin embargo, la construcción de una sociedad verdaderamente pluralista exige más que la simple aceptación de las diferencias; requiere la promoción activa del diálogo intercultural y la inclusión. Esto significa crear oportunidades para que todas las voces sean escuchadas, garantizando que las culturas históricamente marginadas tengan espacio para expresarse y contribuir al desarrollo social. La educación tiene un papel crucial en este proceso, ya que al enseñar sobre diferentes culturas y tradiciones, ayuda a combatir los prejuicios y estereotipos, promoviendo una visión más amplia y empática del mundo. Además, las políticas públicas y las iniciativas privadas pueden desempeñar un papel importante en la protección del patrimonio cultural y en la valoración de la diversidad en todos los aspectos de la vida social, económica y política.

La tecnología y los medios de comunicación desempeñan un papel ambiguo en esta dinámica: al mismo tiempo que pueden ser utilizados para ampliar la visibilidad de las culturas diversas y fomentar el intercambio global, también pueden reforzar las desigualdades y promover una visión estandarizada de la identidad cultural. Las redes sociales, las plataformas de streaming y otras herramientas digitales ofrecen un alcance sin precedentes para que los grupos culturales compartan sus expresiones artísticas y sus narrativas, permitiendo que las tradiciones que antes estaban restringidas a un contexto local sean apreciadas globalmente. Sin embargo, esta democratización del acceso a la cultura debe ir acompañada de un esfuerzo consciente para garantizar que todas las representaciones sean auténticas y respetuosas, evitando la apropiación cultural y la distorsión de significados. El desafío contemporáneo no es solo preservar la diversidad cultural, sino también garantizar que esta diversidad pueda manifestarse de manera justa y equilibrada en un mundo interconectado. Celebrar la unidad en la pluralidad significa reconocer que, aunque tengamos orígenes, historias y costumbres distintos, todos estamos interconectados por una humanidad común, y es esta interconexión la que nos permite construir un futuro más rico, armonioso y sostenible.

La diversidad cultural se presenta como una expresión vívida de la creatividad y la adaptabilidad humana, reflejando las innumerables formas en que los pueblos, a lo largo de la historia, han moldeado sus identidades, creencias y tradiciones. Cada cultura lleva un legado propio, un bagaje de valores y prácticas que enriquecen no solo a aquellos que forman parte de ella, sino a toda la humanidad. La coexistencia de estas múltiples perspectivas ofrece la oportunidad de un aprendizaje constante, ampliando horizontes y proporcionando soluciones innovadoras para desafíos comunes. Al observar el intercambio cultural, nos damos cuenta de cómo diferentes sociedades han encontrado formas únicas de lidiar con la naturaleza, la espiritualidad, las relaciones interpersonales y los avances tecnológicos. Es en este mosaico de experiencias donde reside la verdadera riqueza de la diversidad: nos permite aprender unos de otros, explorar nuevos caminos y construir puentes entre diferentes formas de ver y estar en el mundo.

Más que una fuente de aprendizaje, la diversidad cultural representa también un pilar de resiliencia para las sociedades. En tiempos de crisis, ya sean ambientales, económicas o sociales, la diversidad de enfoques y soluciones que proporcionan las diferentes tradiciones puede ser crucial para superar las dificultades. Cuando una comunidad valora su pluralidad, se vuelve más flexible, capaz de reinventarse y de encontrar alternativas para desafíos inesperados. En cambio, las sociedades que descuidan su diversidad o que imponen una uniformización forzada tienden a perder parte de su vitalidad, volviéndose menos preparadas para afrontar cambios abruptos. De esta manera, la preservación de la diversidad cultural no es solo una cuestión de respeto a las tradiciones, sino también una estrategia esencial para la sostenibilidad y el bienestar colectivo.

Sin embargo, esta riqueza enfrenta desafíos constantes, especialmente en un mundo donde la globalización puede, simultáneamente, ampliar el acceso a diferentes culturas y promover la homogeneización de costumbres. El avance de las comunicaciones y de las grandes industrias culturales a menudo resulta en el predominio de ciertas expresiones culturales en detrimento de otras, llevando a la marginación de las tradiciones locales y a la pérdida gradual de identidades. Los pueblos indígenas, las comunidades tradicionales y los grupos étnicos minoritarios a menudo ven cómo sus lenguas desaparecen, sus costumbres son ignoradas y sus tierras son amenazadas. Además, la diversidad cultural puede, en algunas situaciones, ser fuente de tensión, sobre todo cuando diferentes grupos compiten por espacio, recursos o reconocimiento. El prejuicio y la discriminación surgen cuando la diferencia se ve como un obstáculo, en lugar de un punto de encuentro. Para superar estos desafíos, es fundamental adoptar un enfoque que promueva el diálogo, el respeto mutuo y la cooperación entre diferentes grupos, garantizando que todas las culturas tengan espacio para expresarse y desarrollarse.

Es en este contexto que surge el concepto de unidad en la pluralidad, una idea que reconoce la diversidad como una fuerza enriquecedora, al mismo tiempo que busca promover la armonía y la colaboración entre diferentes culturas. Esta visión no ignora las diferencias; al contrario, las celebra como elementos fundamentales de la experiencia humana. Sin embargo, enfatiza que, a pesar de los distintos orígenes e historias, hay algo esencial que conecta a todos los seres humanos: la capacidad de compartir, aprender y construir juntos. La unidad en la pluralidad no significa uniformidad, sino la creación de un ambiente donde diferentes tradiciones puedan coexistir de forma respetuosa y productiva. Esto implica esfuerzos concretos para valorar la diversidad, como la promoción del diálogo intercultural, la valoración de las expresiones culturales y la creación de espacios donde múltiples identidades puedan florecer sin miedo a la exclusión o la represión.

Para celebrar la diversidad cultural de manera significativa, es necesario adoptar prácticas e iniciativas que refuercen el respeto, la inclusión y el entendimiento mutuo. Uno de los principales caminos para ello es la educación intercultural, que busca enseñar no solo la historia y las tradiciones de diferentes pueblos, sino también incentivar el intercambio de experiencias entre individuos de orígenes diversos. Las escuelas y universidades desempeñan un papel crucial al incorporar contenidos que promuevan la conciencia sobre la pluralidad cultural y combatan los estereotipos. Además, los festivales y celebraciones culturales representan poderosas herramientas de integración, brindando oportunidades para que las personas experimenten nuevas formas de arte, música, gastronomía y costumbres, promoviendo así la valoración y la aceptación de las diferencias.

La implementación de políticas públicas orientadas a la inclusión y la diversidad también es esencial para garantizar que todas las culturas tengan voz y visibilidad en diferentes esferas de la sociedad. Esto incluye medidas como la representatividad en los medios de comunicación, la igualdad de oportunidades en el mercado laboral y el incentivo a la producción cultural local. El diálogo intercultural debe ser estimulado tanto a nivel comunitario como en grandes foros internacionales, creando espacios para que diferentes pueblos puedan compartir sus visiones del mundo y fortalecer lazos de cooperación. Paralelamente, la preservación del patrimonio cultural debe ser una prioridad, garantizando que los monumentos, lenguas, rituales y saberes ancestrales sean protegidos y transmitidos a las futuras generaciones. Los museos, bibliotecas y centros culturales desempeñan un papel vital en este proceso, funcionando como guardianes de la memoria colectiva de la humanidad.

La tecnología y los medios de comunicación, por su parte, asumen una posición ambigua en este escenario. Si, por un lado, ofrecen una plataforma sin precedentes para la difusión de culturas y narrativas antes restringidas a pequeños grupos, por otro, también pueden reforzar estereotipos y promover una visión distorsionada de la diversidad. El acceso a internet permite que artistas, escritores y comunidades compartan sus expresiones culturales con un público global, democratizando la producción y el consumo cultural. Sin embargo, este mismo espacio virtual puede ser dominado por grandes conglomerados que estandarizan contenidos e imponen determinadas tendencias culturales a escala mundial. Para garantizar que la tecnología sea una aliada en la valoración de la diversidad, es fundamental que sea utilizada de forma ética y responsable, incentivando la pluralidad de voces y asegurando que todas las representaciones culturales se realicen de manera auténtica y respetuosa.

A pesar de los desafíos que la promoción de la diversidad cultural enfrenta, hay innumerables oportunidades para ampliar su reconocimiento y su valoración. La creciente concienciación sobre la importancia de la inclusión ha llevado a gobiernos, empresas y organizaciones a adoptar políticas más sensibles a la diversidad. Además, la globalización, cuando está bien dirigida, puede facilitar el intercambio cultural e incentivar la colaboración entre diferentes pueblos. El surgimiento de redes de cooperación internacional, el fortalecimiento de movimientos sociales y el crecimiento del activismo digital son indicativos de que hay un movimiento global en favor de la diversidad y la justicia cultural.

Al final, la cultura y la diversidad son expresiones de la riqueza y la complejidad de la experiencia humana. Al abrazar la unidad en la pluralidad, no solo promovemos el respeto y la inclusión, sino que también construimos un mundo más armonioso, sostenible e interconectado. La diversidad cultural nos enseña que, independientemente de las diferencias, siempre hay puntos de convergencia capaces de unirnos. Cuando reconocemos y valoramos esta pluralidad, creamos un futuro donde todas las voces son escuchadas, todas las historias son contadas y todas las culturas son celebradas.

La construcción de un mundo que celebre la unidad en la pluralidad exige un compromiso continuo con la empatía y el respeto mutuo. En un escenario global donde las fronteras culturales se vuelven cada vez más fluidas, es fundamental que las sociedades incentiven espacios de intercambio y aprendizaje, garantizando que cada cultura pueda mantener su identidad sin miedo al borrado o la dominación. Esto implica no solo reconocer la importancia de las tradiciones, sino también crear oportunidades para que diferentes grupos colaboren y contribuyan a un futuro compartido. La verdadera riqueza de la diversidad no está solo en su existencia, sino en la forma en que es vivenciada y valorada en el día a día.

Sin embargo, este camino no está exento de desafíos. El diálogo intercultural necesita superar barreras históricas de prejuicio, desigualdad y exclusión, muchas veces reforzadas por estructuras sociales y económicas que privilegian ciertas narrativas en detrimento de otras. Para que la pluralidad sea una fuerza de cohesión y no de fragmentación, es esencial que las políticas públicas, las iniciativas educativas y las producciones culturales trabajen activamente para desmantelar estereotipos y construir una sociedad donde todas las voces tengan espacio. La pluralidad cultural no debe ser solo tolerada, sino celebrada e incentivada como un pilar de la convivencia armoniosa y del desarrollo sostenible.

Al final, la unidad en la pluralidad nos recuerda que, a pesar de nuestras diferencias, compartimos una esencia común: la capacidad de crear, evolucionar y conectarnos unos con otros. Cuando aprendemos a ver en la diversidad una oportunidad de enriquecimiento mutuo, ampliamos nuestra comprensión del mundo y fortalecemos los lazos que nos unen como humanidad. El desafío es continuo, pero la recompensa es inconmensurable: un futuro donde todas las culturas puedan florecer juntas, construyendo una sociedad más justa, vibrante y resiliente.

Capítulo 20
Construyendo un Mundo Inclusivo

La búsqueda de la justicia social y la equidad es uno de los pilares fundamentales para la construcción de sociedades más armoniosas, sostenibles y prósperas. En un mundo marcado por desigualdades estructurales y exclusiones históricas, garantizar que todas las personas tengan acceso a oportunidades y derechos iguales no es solo una cuestión moral, sino también un requisito esencial para el desarrollo humano y social. La equidad va más allá de la simple igualdad formal; reconoce que diferentes grupos enfrentan barreras distintas y, por lo tanto, exige la implementación de políticas y prácticas que corrijan estas disparidades, asegurando que todos puedan alcanzar su pleno potencial. La justicia social, por su parte, no se limita a la distribución de recursos, sino que implica la creación de condiciones que permitan la participación activa y digna de todos los ciudadanos en la vida económica, política y cultural. Solo cuando estos principios son incorporados a las estructuras institucionales y a las prácticas cotidianas es que se torna posible construir sociedades verdaderamente inclusivas, donde nadie sea dejado atrás.

Para que la justicia social y la equidad sean efectivamente promovidas, es fundamental abordar las desigualdades en todas sus dimensiones: económica, social, racial, de género y ambiental. El acceso a la educación de calidad, a la salud, al trabajo digno y a la vivienda son derechos básicos que deben ser asegurados a todos, independientemente de su origen o condición socioeconómica. Sin embargo, en muchas partes del mundo, estos derechos aún son privilegios restringidos a determinados grupos, perpetuando ciclos de exclusión y vulnerabilidad. La adopción de políticas afirmativas y mecanismos de protección social es esencial para romper con este patrón y crear un ambiente donde cada individuo tenga la oportunidad de contribuir a la sociedad de manera significativa. Además, la justicia social también debe considerar la relación entre el ser humano y el medio ambiente, garantizando que los recursos naturales sean preservados y distribuidos de forma justa, respetando las necesidades de las futuras generaciones. De esta forma, equidad y sostenibilidad se convierten en conceptos indisociables, pues un mundo socialmente justo solo puede ser construido sobre bases ecológicas sólidas.

La tecnología y la innovación desempeñan un papel crucial en la promoción de la justicia social y la equidad, siempre que sean utilizadas de forma ética e inclusiva. Las herramientas digitales pueden democratizar el acceso a la información, ampliar oportunidades educacionales y facilitar la participación ciudadana en procesos políticos y sociales. Sin embargo, la revolución tecnológica también puede profundizar las desigualdades si su acceso es restringido a determinados grupos o si es utilizada para reforzar sistemas de vigilancia y control. Por eso, es esencial garantizar que la innovación sea guiada por valores de transparencia, responsabilidad e inclusión, promoviendo soluciones que beneficien a toda la sociedad. Además de las políticas institucionales, el papel del individuo también es fundamental en este proceso. Pequeñas acciones, como apoyar iniciativas locales, combatir prejuicios, involucrarse en proyectos comunitarios y promover la concienciación sobre cuestiones sociales, contribuyen a la construcción de una cultura de equidad y respeto. Al comprender la justicia social como un compromiso colectivo y continuo, es posible transformar las estructuras existentes y crear un futuro donde la dignidad y los derechos de todos sean plenamente reconocidos y protegidos.

La justicia social y la equidad se fundamentan en principios esenciales que guían la construcción de una sociedad más justa e inclusiva. El primero de ellos es la igualdad de oportunidades, que garantiza que todas las personas, independientemente de su origen, condición socioeconómica, raza, género o cualquier otra característica, tengan acceso irrestricto a la educación de calidad, servicios de salud, oportunidades de empleo y participación política. Este principio reconoce que, aunque las personas sean diferentes, ninguna de ellas debe ser impedida de alcanzar su pleno potencial por cuenta de barreras estructurales.

Otro principio esencial es el respeto a la dignidad humana. Cada individuo posee un valor intrínseco y debe ser tratado con respeto y consideración, independientemente de su posición social o condición. Esto implica la protección de los derechos humanos fundamentales y el combate a cualquier forma de discriminación, garantizando que todas las voces sean escuchadas y respetadas en la sociedad.

La inclusión y la participación también son pilares fundamentales. No basta que los derechos estén formalmente asegurados; es necesario garantizar que todas las personas puedan ejercer plenamente su ciudadanía, participando activamente de la vida social, económica y política. Esto significa crear espacios accesibles, representativos y acogedores para grupos históricamente marginados, asegurando que su presencia y contribución sean valorizadas.

Además, la justicia social busca reducir las desigualdades en todas sus formas: sociales, económicas y ambientales. Para ello, son necesarias políticas que promuevan la redistribución justa de recursos y oportunidades, corrigiendo distorsiones que perpetúan la exclusión y la vulnerabilidad. Este principio reconoce que la equidad no significa tratar a todos de la misma forma, sino ofrecer soporte diferenciado para garantizar que todos tengan condiciones reales de desarrollo y bienestar.

Por último, la justicia social necesita estar alineada a la sostenibilidad y a la equidad intergeneracional. El compromiso con un mundo más justo no debe restringirse a las necesidades del presente, sino que debe también considerar el impacto de las acciones sobre las generaciones futuras. Esto exige un desarrollo sostenible que respete los límites ambientales, preserve los recursos naturales y garantice que las futuras generaciones hereden un planeta habitable y equilibrado.

Sin embargo, la implementación de estos principios enfrenta desafíos considerables. La discriminación, la pobreza, la exclusión social y la desigualdad de acceso a recursos y oportunidades son obstáculos persistentes que se interconectan y se refuerzan, perpetuando ciclos de marginación. La globalización y los rápidos cambios tecnológicos, si no son acompañados de políticas inclusivas, pueden acentuar aún más estas disparidades, concentrando riqueza y poder en pocos grupos y dejando otros al margen.

Para enfrentar estos desafíos, es necesario adoptar un enfoque holístico, considerando la interdependencia de los sistemas sociales, económicos y ambientales. Esto significa reconocer que la justicia social no puede ser alcanzada aisladamente, sino que requiere la articulación de diversas políticas e iniciativas que operen de forma integrada y coordinada.

Entre las estrategias para promover la justicia social y la equidad, destacan las políticas de inclusión y acción afirmativa. Estas medidas buscan corregir desigualdades estructurales, garantizando que grupos históricamente excluidos tengan acceso a oportunidades y recursos. Ejemplos de ello incluyen cuotas en universidades y en el mercado laboral, programas de capacitación para poblaciones vulnerables e incentivos para pequeños emprendedores de comunidades marginadas. Estas acciones no solo ofrecen soporte inmediato, sino que también contribuyen a la construcción de una sociedad más representativa y equitativa.

La educación para la ciudadanía y los derechos humanos es otra herramienta poderosa en este proceso. Al promover el conocimiento sobre derechos y deberes, estimular el pensamiento crítico e incentivar el compromiso cívico, este enfoque contribuye a la formación de ciudadanos más conscientes y activos en la lucha por una sociedad más justa. Escuelas, universidades y organizaciones sociales desempeñan un papel fundamental en este sentido, proporcionando espacios de aprendizaje y reflexión sobre temas como diversidad, equidad y participación democrática.

El acceso universal a la salud y a la educación también es esencial para reducir desigualdades y garantizar la dignidad a todos. Sistemas públicos fuertes y bien estructurados permiten que toda la población tenga acceso a servicios de calidad, independientemente de su renta. Esto incluye la ampliación de hospitales y unidades de atención, la valorización de profesionales de la salud y la implementación de programas educacionales que garanticen el aprendizaje significativo desde la infancia hasta la vida adulta.

Además, la promoción del empleo y del trabajo decente es uno de los pilares de la justicia social. Esto implica no solo la generación de empleos, sino también la garantía de condiciones dignas para los trabajadores. Salarios justos, seguridad en el ambiente laboral, respeto a los derechos laborales y oportunidades de crecimiento profesional son factores esenciales para asegurar que todas las personas puedan tener una vida digna y productiva.

Otro aspecto crucial es la protección social y la reducción de la pobreza. Para ello, es fundamental la implementación de redes de seguridad social que amparen a los más vulnerables en momentos de crisis. Programas de transferencia de renta, seguro de desempleo, pensiones y acceso a servicios básicos son mecanismos que evitan que individuos y familias caigan en situación de extrema pobreza, garantizando un mínimo de dignidad y estabilidad.

La tecnología y la innovación también desempeñan un papel significativo en la promoción de la justicia social, siempre que sean utilizadas de manera ética e inclusiva. Herramientas digitales pueden facilitar el acceso a la información, ampliar oportunidades educacionales y viabilizar nuevas formas de participación política y social. Sin embargo, si el acceso a estas tecnologías es desigual o si son utilizadas para reforzar mecanismos de vigilancia y control, pueden profundizar aún más las disparidades existentes. Por eso, es esencial que el desarrollo tecnológico sea guiado por principios de transparencia, responsabilidad e inclusión.

La promoción de la justicia social y la equidad, no obstante, no está exenta de desafíos. Resistencia al cambio, falta de recursos y la complejidad de los sistemas sociales y económicos pueden dificultar la implementación de políticas efectivas. Aún así, hay también muchas oportunidades. La creciente concienciación sobre la importancia de la equidad está impulsando movimientos e iniciativas globales que exigen transformaciones estructurales. Además, las nuevas tecnologías y la globalización, cuando bien direccionadas, pueden abrir caminos para mayor colaboración e intercambio de ideas, facilitando la construcción de sociedades más justas e igualitarias.

Aunque gobiernos, empresas y organizaciones tengan un papel crucial en este proceso, los individuos también pueden contribuir significativamente. Pequeñas actitudes cotidianas pueden tener un impacto acumulativo importante en la construcción de una cultura más inclusiva. Apoyar negocios locales, participar de iniciativas comunitarias, combatir prejuicios en el día a día y promover la concienciación sobre cuestiones sociales son formas accesibles y concretas de contribuir a un mundo más justo.

La educación y la concienciación, a su vez, son herramientas fundamentales para una transformación cultural duradera. Cuando las personas adoptan valores y prácticas que promueven la inclusión, el respeto y la solidaridad, crean un ambiente propicio para el cambio estructural. La justicia social y la equidad no son solo metas a ser alcanzadas, sino compromisos continuos que exigen participación activa y compromiso colectivo. Solo así será posible construir un futuro donde todas las personas tengan oportunidades iguales y sean tratadas con dignidad y respeto.

La construcción de un mundo verdaderamente inclusivo exige un esfuerzo colectivo y constante, que vaya más allá de buenas intenciones y discursos. Es necesario transformar las estructuras sociales, económicas y políticas para garantizar que todas las personas, independientemente de su origen, tengan acceso a las mismas oportunidades. Esto implica desde la implementación de políticas públicas efectivas hasta cambios culturales profundos que incentiven la empatía y el reconocimiento de la dignidad humana. Inclusión no significa solo abrir espacios, sino garantizar que todas las voces sean escuchadas, respetadas y valorizadas.

Sin embargo, la inclusión solo será plenamente alcanzada si es acompañada de un compromiso continuo con la equidad y la justicia social. Esto significa combatir desigualdades sistémicas, corregir disparidades históricas y garantizar que las conquistas sean sostenibles a lo largo del tiempo. La innovación y la tecnología, cuando utilizadas con responsabilidad, pueden ser aliadas poderosas en este proceso, ampliando el acceso a recursos esenciales y promoviendo nuevas formas de compromiso social. Pero ninguna herramienta sustituirá la necesidad de un esfuerzo humano genuino para transformar sociedades de adentro hacia afuera.

El futuro de un mundo inclusivo depende de las decisiones tomadas en el presente. Cada acción que promueve respeto, empatía y cooperación fortalece las bases para una sociedad más justa y equilibrada. La diversidad y la equidad no son solo ideales abstractos, sino fundamentos esenciales para el progreso sostenible y colectivo. Al reconocer la importancia de la inclusión en todas las esferas de la vida, damos un paso esencial para la construcción de un mundo donde todas las personas puedan vivir con dignidad, oportunidades y pertenencia.

Capítulo 21
Utopías y Distopías Holísticas

Las concepciones de futuro reflejan tanto nuestros anhelos más profundos como nuestros temores más sombríos. Desde los albores de la civilización, la humanidad proyecta mundos ideales en los cuales justicia, prosperidad y equilibrio prevalecen, al mismo tiempo que se preocupa con escenarios de colapso, donde desigualdad, degradación ambiental y opresión se tornan predominantes. La visión holística emerge como un enfoque esencial para moldear estas proyecciones, ofreciendo un camino integrador que reconoce la interdependencia entre sociedad, medio ambiente y tecnología. Al comprender la complejidad de los sistemas naturales y humanos, el pensamiento holístico permite trazar estrategias que armonizan innovación y tradición, progreso y preservación, buscando un equilibrio sostenible para las futuras generaciones. Así, se torna posible construir sociedades que valoran el bienestar colectivo, la justicia social y la preservación de los ecosistemas, minimizando los riesgos inherentes a modelos distópicos y maximizando el potencial transformador de las utopías.

La perspectiva holística, al contrario de enfoques fragmentados, propone una visión ampliada del futuro, en la cual todos los aspectos de la existencia humana están interligados. En vez de solo imaginar sociedades tecnológicas avanzadas o comunidades ambientalmente sostenibles aisladamente, este enfoque enfatiza la necesidad de integración entre innovación científica, sabiduría ancestral y prácticas sociales equitativas. Esto implica repensar estructuras económicas, modelos educacionales y formas de organización política, de modo que promuevan tanto el desarrollo individual como el bienestar colectivo. La tecnología, por ejemplo, puede ser una poderosa aliada en la construcción de un futuro sostenible, siempre que sea utilizada de manera ética y responsable, evitando su instrumentalización para control social o explotación desenfrenada de recursos. De la misma forma, el fortalecimiento de valores comunitarios y la reconexión con la naturaleza son fundamentales para mitigar los impactos negativos de la modernidad y fomentar un mundo más armonioso y resiliente.

Al proyectar escenarios futuros a partir de esta perspectiva integradora, se torna evidente que la construcción de una utopía holística no depende solo de avances tecnológicos o políticas públicas innovadoras, sino también de una transformación profunda en la forma como percibimos y nos relacionamos con el mundo. Esto requiere un despertar colectivo para la importancia de la empatía, de la cooperación y de la responsabilidad compartida, reconociendo que cada decisión individual influencia el equilibrio del todo. Si las distopías emergen de la desconexión entre los elementos fundamentales de la vida —sean ellos sociales, ambientales o espirituales—, entonces la solución para evitarlas reside justamente en la valorización de la interdependencia y en el compromiso con un futuro más justo y sostenible. De esta manera, en vez de temer lo que está por venir, es posible asumir una postura activa en la construcción de un mañana que refleje los principios de la armonía, la equidad y la prosperidad compartida.

El concepto de futuro siempre ha oscilado entre las aspiraciones utópicas y los temores distópicos, reflejando los anhelos y recelos de la humanidad. La visión holística surge como un enfoque esencial para moldear estas proyecciones, buscando integrar sociedad, medio ambiente y tecnología en un equilibrio sostenible. Esta perspectiva no se limita a avances tecnológicos o políticas públicas innovadoras, sino que propone una transformación profunda en la manera como percibimos y nos relacionamos con el mundo. Así, es necesario reconocer la interdependencia de los sistemas y adoptar un compromiso activo con un futuro que valore la armonía, la equidad y la prosperidad compartida.

La utopía holística, como expresión máxima de este ideal, presenta un escenario donde el bienestar humano, la sostenibilidad ambiental y la justicia social coexisten en equilibrio. Este futuro idealizado es construido sobre pilares fundamentales que garantizan la integridad de los sistemas naturales y sociales, promoviendo una convivencia armoniosa y sostenible. El primero de estos pilares es la sostenibilidad ecológica, en la que la sociedad opera en sinergia con la naturaleza. Los recursos son utilizados de forma regenerativa, asegurando que las futuras generaciones no hereden un mundo degradado. Las ciudades son concebidas para ser espacios verdes, resilientes y eficientes, con sistemas energéticos basados en fuentes renovables y transportes públicos accesibles y ecológicos. La arquitectura bioclimática, la reforestación urbana y la agricultura regenerativa se convierten en prácticas esenciales, permitiendo que los ambientes urbanos se integren orgánicamente a los ecosistemas.

Otro aspecto fundamental de la utopía holística es la justicia social y la equidad, garantizando que todos los individuos tengan acceso a los recursos esenciales para una vida digna. La educación es universal e inclusiva, promoviendo no solo conocimiento técnico, sino también inteligencia emocional y ética. La salud es tratada de manera integral, considerando no solo los aspectos físicos, sino también los mentales y espirituales. La economía se estructura de forma cooperativa, reduciendo desigualdades y fortaleciendo comunidades locales. Modelos de renta básica universal, economía solidaria y monedas sociales complementarias son adoptados para asegurar que nadie quede al margen de la sociedad.

Además, el bienestar integral es un principio central de esta sociedad idealizada. La medicina holística, combinada con la ciencia moderna, propone tratamientos que consideran al ser humano en su totalidad, equilibrando cuerpo y mente. Prácticas como la meditación, el yoga y terapias naturales son incorporadas al día a día, fortaleciendo la conexión entre los individuos y promoviendo una vida más armoniosa.

El equilibrio emocional es valorizado tanto como la salud física, garantizando que las relaciones interpersonales sean basadas en el respeto y la empatía.

La tecnología desempeña un papel crucial, pero es desarrollada y aplicada de forma responsable. Inteligencia artificial, robótica y biotecnología son direccionadas para solucionar desafíos globales, como el combate al hambre, la cura de enfermedades y la mitigación del cambio climático. En vez de fomentar desigualdades o ser utilizada como herramienta de control, la tecnología sirve al bien común, siendo regulada por principios éticos rigurosos y participación popular.

La cultura y la diversidad son celebradas en esta utopía, pues la valorización de las diferentes tradiciones y formas de expresión fortalece la identidad colectiva y promueve un mundo más inclusivo. El intercambio de conocimientos entre culturas y la preservación de saberes ancestrales son incentivados, creando una sociedad que honra su pasado mientras construye un futuro innovador.

Por otro lado, la distopía holística representa el colapso de estos principios, resultando en un mundo de desigualdad, degradación ambiental y desconexión. En este escenario, la explotación desenfrenada de los recursos naturales conduce a la destrucción de los ecosistemas, tornando el planeta un ambiente hostil a la vida. La contaminación desenfrenada, la escasez de agua y alimentos y la desaparición de especies crean un ambiente insostenible, donde el cambio climático se escapa al control y los desastres naturales se vuelven constantes.

La desigualdad social alcanza niveles extremos, con una pequeña élite monopolizando la riqueza y los recursos, mientras que la mayoría de la población vive en condiciones precarias. Los derechos humanos son ignorados, y la justicia social se torna inexistente. Sistemas de gobierno autoritarios y represivos surgen, exacerbando el sufrimiento colectivo. La tecnología, en vez de libertadora, se convierte en un instrumento de vigilancia y manipulación, eliminando la privacidad y el libre albedrío. La inteligencia artificial es utilizada para el control poblacional, reforzando la concentración de poder y la explotación de la clase trabajadora, que se ve sustituida por sistemas automatizados sin ningún amparo.

La fragmentación social se intensifica en esta realidad distópica. El aislamiento emocional y la falta de empatía corro en los cimientos de la convivencia humana, llevando a conflictos generalizados. Los lazos comunitarios se debilitan, y las personas se vuelven cada vez más alienadas, presas en burbujas de información controladas por algoritmos que refuerzan divisiones e intolerancias. El sentido de propósito y pertenencia se disuelve, tornando la existencia una búsqueda incesante por placeres efímeros y consumo descontrolado.

Ante estas posibilidades extremas, el pensamiento holístico surge como una herramienta esencial para la construcción de un futuro equilibrado. Permite comprender las interconexiones entre los sistemas humanos y naturales, facilitando la identificación de caminos que eviten escenarios distópicos y promuevan visiones utópicas. La visión sistémica posibilita anticipar impactos y crear soluciones integradas, mientras que la prevención y la resiliencia se convierten en estrategias fundamentales para lidiar con desafíos futuros. La colaboración y el diálogo entre diferentes sectores y culturas refuerzan la idea de que el progreso debe ser colectivo, garantizando que las innovaciones tecnológicas sean conducidas de manera ética y responsable.

La educación desempeña un papel central en este proceso, pues la concienciación sobre la interdependencia de los sistemas promueve la adopción de prácticas más sostenibles y justas. Modelos educacionales orientados al desarrollo integral del ser humano capacitan a las nuevas generaciones a enfrentar desafíos complejos con creatividad y empatía, moldeando ciudadanos conscientes de su papel en la sociedad y en el medio ambiente.

A pesar de los desafíos inherentes a la construcción de este futuro deseable —como la resistencia al cambio, la escasez de recursos y la complejidad de los sistemas globales—, existen oportunidades significativas. El aumento de la consciencia colectiva sobre la importancia de la sostenibilidad y la justicia social impulsa la búsqueda de enfoques más holísticos e integrados. La tecnología y la globalización, cuando son utilizadas con un propósito, facilitan la diseminación de ideas innovadoras y fortalecen redes de colaboración que pueden acelerar esta transformación.

El futuro, al final, no es un destino predeterminado, sino una construcción continua basada en las decisiones y acciones de la humanidad. Al abrazar una perspectiva holística, podemos orientar estas decisiones de manera consciente, promoviendo sociedades que equilibren innovación y tradición, desarrollo y preservación, individualidad y colectividad. De esta forma, en vez de temer los desafíos del mañana, podemos asumir un papel activo en la creación de un mundo que refleje los principios de la armonía, la equidad y la prosperidad compartida.

La concreción de un futuro basado en la utopía holística exige, por lo tanto, un compromiso colectivo y un cambio profundo en la manera como estructuramos nuestras relaciones sociales, económicas y ambientales. Este proceso no se da de forma abrupta o uniforme, sino a través de pequeñas transformaciones progresivas, impulsadas por iniciativas locales y globales que demuestran, en la práctica, la viabilidad de este modelo. Proyectos de ciudades sostenibles, sistemas económicos basados en la cooperación y políticas educacionales orientadas a la formación integral del ser humano son ejemplos de cómo este futuro puede comenzar a materializarse. La transición demanda resiliencia y adaptación, pero el compromiso con esta construcción abre camino para una civilización más consciente de su papel en el equilibrio planetario.

Aún así, los desafíos inherentes a la implementación de esta visión no pueden ser subestimados. El enfrentamiento entre intereses políticos y económicos, la resistencia a cambios culturales y la complejidad de las crisis ambientales exigen soluciones dinámicas y adaptables. El enfoque holístico no busca respuestas únicas o inmutables, sino la capacidad de ver más allá de lo inmediato, conciliando progreso y sostenibilidad de forma flexible e innovadora. Para evitar que las distopías se conviertan en realidades irreversibles, es esencial cultivar una mentalidad de largo plazo, que privilegie el bien común e incentive la cooperación global. El compromiso con este ideal no es solo una cuestión de supervivencia, sino un testimonio de la capacidad humana de evolucionar y reimaginar su propio destino.

De esta forma, la elección entre utopías y distopías holísticas no es un mero ejercicio de especulación futurista, sino una responsabilidad compartida, cuyos desdoblamientos dependen de las decisiones tomadas en el presente. El futuro es moldeado no solo por grandes avances científicos o cambios estructurales, sino por el cotidiano de cada individuo que, al reconocer su interconexión con el todo, pasa a actuar de manera más consciente y ética. Es en este espacio entre la acción y la visión que se encuentra el verdadero potencial transformador de la humanidad, capaz de construir un mañana donde la armonía, la justicia y la sostenibilidad sean más que ideales, sino fundamentos de una nueva realidad.

Chapter 22
Converging Towards a New Reality

Understanding reality has always been at the heart of the human journey, driven by both scientific inquiry and spiritual experience. Science, with its empirical and rational method, has unveiled the mechanisms of the material universe, providing extraordinary advances in technology, medicine, and our understanding of nature. In parallel, spirituality has offered a deeper meaning to existence, exploring subjective and transcendent dimensions of life. Although often seen as opposites, these two approaches need not be mutually exclusive. On the contrary, they can converge to form a broader and more integrated worldview, in which rational knowledge and intuitive wisdom complement each other. The search for the ultimate understanding of reality requires not only explanations of how the universe works, but also reflections on the meaning and purpose of human existence within this vast cosmic scenario.

This convergence between science and spirituality becomes increasingly evident as new discoveries challenge established paradigms. In quantum physics, for example, phenomena such as nonlocality and entanglement suggest that the interconnectedness of the universe goes beyond what classical logic can explain. Similarly, studies in neuroscience demonstrate that spiritual practices, such as meditation and contemplation, cause significant changes in the structure and activity of the brain, improving mental and emotional health. Ecology, in turn, reinforces the idea that all life forms are interconnected, echoing ancient spiritual traditions that see the Earth as a living and sacred organism. These advances not only validate ancient spiritual perspectives, but also expand the very notion of reality within the scientific scope, revealing a complexity that transcends the limits of matter and direct observation.

By integrating science and spirituality, a path opens to a more complete and harmonious understanding of the universe and the position of the human being within it. This dialogue does not mean replacing one field with the other, but rather recognizing that both offer valuable contributions. Science provides tools to understand natural phenomena, develop technologies, and improve the quality of life, while spirituality helps in building values, searching for purpose, and cultivating a sense of belonging to the cosmos. This synthesis allows not only intellectual and technological advances, but also a more balanced development of humanity, promoting a future where knowledge and wisdom go hand in hand.

The separation between science and spirituality has deep roots in Western history, especially in the Enlightenment, a period in which reason and empiricism were enshrined as the fundamental pillars of knowledge.

During this time, the search for truth became guided almost exclusively by the scientific method, which was consolidated as the legitimate way to understand reality. The accelerated advance of science and technology brought undeniable achievements, but, in this process, subjective and metaphysical aspects of existence were left aside, often seen as mere irrational or superstitious beliefs. Materialism and reductionism became dominant, relegating spirituality to a lower plane, as if it were something incompatible with legitimate knowledge.

However, this fragmented view of the world is not universal. In various cultures and philosophical traditions, science and spirituality have never been antagonistic. In Buddhism, for example, the investigation of mind and reality is conducted both through meditative experience and rational observation. Taoism, in turn, understands nature as a dynamic and interconnected flow, something that modern physics is beginning to recognize. Indigenous philosophies have also always seen the cosmos as a great living organism, in which each being has an essential connection with the whole. In these systems of thought, reason and intuition coexist, and the search for knowledge is comprehensive, contemplating both the tangible and the intangible.

In recent centuries, however, the barrier between spirituality and science has been gradually questioned, as new scientific discoveries reveal aspects of reality that dialogue with concepts long defended by spiritual traditions. Quantum physics, for example, demonstrates that the universe is not composed of separate and independent entities, but rather by a web of dynamic relationships. The phenomenon of quantum entanglement indicates that distant particles can be mysteriously connected, influencing each other instantaneously, something that challenges the traditional mechanistic view. This principle resonates with ancestral spiritual ideas, which have always maintained that the separation between beings is an illusion and that all existence is interconnected by invisible forces.

Neuroscience, in turn, has explored the effects of spiritual practices on the brain and discovered concrete evidence that meditation, prayer, and other contemplative techniques promote significant structural and functional changes. Studies show that these practices increase the activity of brain areas associated with empathy, well-being, and emotional regulation, while reducing the effects of stress and anxiety. This suggests that spirituality is not just a subjective or cultural construct, but something that has a measurable impact on human biology, reinforcing the idea that mind and body are not separate entities, but parts of an integrated system.

Modern ecology has also been corroborating ancient spiritual views on the relationship between humans and nature. Research shows that ecosystems function as interdependent networks, where the balance of each element is essential for the maintenance of life. This perspective recalls the reverence for nature present in various spiritual traditions, which see it not as a set of resources to be exploited, but as a living and sacred entity. The concept of Gaia, which sees the Earth as a self-regulating organism, finds parallels in indigenous beliefs, which have always recognized the interdependence of all life forms.

Faced with this growing convergence between science and spirituality, a new approach to understanding reality emerges, which does not seek to replace one field with the other, but rather to integrate them in a complementary way. Science offers rigorous methods for investigating natural phenomena and developing technologies, while spirituality provides a broader perspective on the meaning and purpose of existence. This synthesis can bring significant benefits, allowing scientific advances to be guided by ethical principles and spirituality to rely on concrete evidence, strengthening its relevance in the contemporary world.

Spirituality can contribute to science in several ways. First, by offering a sense of meaning and purpose, it can help contextualize scientific discoveries within a more comprehensive view of existence. Science explains how things work, but often does not address why they exist or what their role is within a larger scenario. This gap can be filled by spirituality, which invites reflection on the value and purpose of life.

In addition, spirituality can serve as an ethical guide for scientific practice. Technological progress has brought enormous benefits, but also complex ethical challenges, such as the dilemmas of genetic engineering, artificial intelligence, and the exploitation of natural resources. Spirituality, by emphasizing values such as compassion, responsibility, and respect for life, can offer a moral compass to guide the use of scientific knowledge in a responsible and beneficial way for humanity.

Science, in turn, can enrich spirituality by providing empirical support for practices and beliefs that were once considered purely subjective. Studies on the effects of meditation, mindfulness, and prayer demonstrate that these practices bring concrete benefits to physical and mental health, encouraging their integration into clinical and therapeutic contexts. In addition, research on consciousness raises fascinating questions about the nature of the "self" and its relationship to the universe, opening space for new interpretations on topics such as the continuity of consciousness after death, the interconnectedness of the mind, and even mystical phenomena.

Science also has the power to awaken a deep sense of reverence for the universe. The vastness of the cosmos, the complexity of living organisms, and the elegance of natural laws are sources of wonder and awe, something that many spiritual traditions have always emphasized. In this sense, science can inspire a spirituality based on wonder and contemplation of the beauty and mystery of existence.

However, this convergence between science and spirituality still faces challenges. Many scientists remain skeptical of any notion that seems to transcend the limits of materialism, while religious sectors may resist the incorporation of scientific concepts that contradict traditional interpretations. Reconciling these perspectives requires an open dialogue, based on mutual respect and a willingness to explore unknown territories without prejudice.

On the other hand, the opportunities for this encounter are immense. The world is increasingly interconnected, and the exchange of ideas between different cultures and disciplines has never been so accessible. This exchange allows the emergence of more holistic approaches, which combine the analytical rigor of science with the intuitive depth of spirituality. As humanity advances, the integration of these fields can lead us to a more complete understanding of reality, promoting a balance between reason and intuition, between knowledge and wisdom.

By uniting these two great forces of human thought, we can move towards a more integrated view of the universe and our place in it. This synthesis not only broadens the horizons of science and spirituality, but also inspires us to seek a more harmonious future, where knowledge is used responsibly and wisdom is cultivated as an essential pillar of life.

The convergence between science and spirituality, although still facing resistance, points to a new paradigm in which both strengthen each other. As science expands its horizons and questions boundaries previously considered insurmountable, it becomes evident that there are more layers to reality than classical materialism supposed. Similarly, spirituality finds a renewed space to express itself without needing to oppose rational thought, but rather by engaging with it in an enriching way. This complementarity allows human beings not only to better understand the world around them, but also to deepen their relationship with it, cultivating a more conscious and balanced existence.

This integration does not mean the disappearance of the distinctions between the two fields, but rather the recognition that both offer essential perspectives for the construction of a broader and more meaningful view of reality. Science, by revealing the complexity and interconnectedness of the universe, reinforces spiritual intuitions about the unity of existence, while spirituality can offer science an ethical and philosophical dimension that guides it towards a more responsible use of its advances. This encounter not only expands human knowledge, but also transforms the way we relate to knowledge itself, making it more inclusive, profound, and aligned with the challenges of our time.

Thus, instead of an irreconcilable opposition, the convergence between science and spirituality can represent one of the most important evolutionary leaps of humanity. The future that emerges from this synthesis is one in which rational thought and intuition walk side by side, allowing human beings to explore not only the mysteries of the physical universe, but also those of consciousness and existence. On this path, the possibility of a new understanding opens up, where knowledge and wisdom come together to shape a more integrated, full, and inspiring reality.

Chapter 23
Global Transformation

Global transformation does not occur in isolation or spontaneously; it is the result of a continuous process of change that involves both large social structures and individual actions. In an interconnected world, where challenges such as the climate crisis, social inequalities, and technological advancement shape society, each person has a fundamental role to play in building a more balanced and sustainable future. The impact of individual choices may seem small at first glance, but when added to the decisions of millions, it becomes a powerful force capable of redefining paradigms and driving significant change. Transformation begins at the personal level and expands to the collective, influencing political, economic, and environmental systems. Thus, every conscious action—from adopting more sustainable habits to engaging in social causes—contributes to a larger movement, where the sum of individual intentions translates into concrete impacts on global reality.

This transformation requires a new mindset, based on values such as empathy, collaboration, and respect for diversity. The competitive model that has prevailed for centuries, emphasizing individualism and the exploitation of resources without regard for long-term impacts, needs to give way to a more integrative and cooperative vision. The valuing of education, critical thinking, and social responsibility are essential pillars for this change. Access to knowledge allows people to understand the challenges of the world and make informed decisions, whether in conscious consumption, political participation, or innovation in their areas of expertise. In addition, technology and digital connectivity offer unprecedented opportunities for mobilization and exchange of ideas, allowing innovative solutions to be developed collaboratively and globally.

However, for this transformation to be effective, it is essential to overcome resistance and challenges that arise along the way. Structural changes often face opposition from vested interests, and ingrained habits can hinder the adoption of new practices. Still, history shows that societies evolve and adapt as new needs and values emerge. The strength of global transformation lies in the human capacity to reinvent itself, learn, and act collectively towards a greater purpose. Each individual who chooses to act with awareness and responsibility becomes a link in this chain of change, driving a more balanced and sustainable future for generations to come.

The individual is the basic unit of society and, as such, has the power to influence their surroundings in a meaningful way. Small changes in personal behavior can generate a significant cumulative impact, especially when adopted by millions of people around the world. Transformation begins with awareness, which allows the individual to understand global challenges and recognize their ability to contribute to change. Learning about issues such as climate change, social inequality, and biodiversity conservation is an essential first step. This education should not be passive; it must involve discussions, questions, and the sharing of knowledge, expanding the network of impact.

In everyday life, small actions can make a big difference. Reducing excessive consumption, choosing sustainable products, and supporting local businesses are some ways to minimize environmental impact and strengthen fairer economies. Recycling and composting waste prevent the accumulation of garbage and help preserve natural resources. Choosing sustainable means of transport, such as bicycles, public transport, or electric vehicles, significantly reduces the emission of polluting gases. In food, a more sustainable diet, based on conscious consumption and the appreciation of organic products, contributes to both personal health and the preservation of the environment.

Civic engagement also plays a key role in this process. Actively participating in political and social life, voting consciously, signing petitions, attending peaceful demonstrations, and supporting public policies aimed at social and environmental justice are ways of exercising citizenship. Structural change does not happen only at the individual level, but through collective pressure that leads governments and companies to adopt more responsible practices.

Furthermore, volunteering and social action are powerful ways to contribute directly to transformation.

Engaging in community projects, working with non-governmental organizations, and supporting local initiatives strengthens social ties and provides positive impacts for vulnerable communities. Donations, mentoring, and social assistance programs help reduce inequalities and expand opportunities for those most in need.

Creativity and innovation also play a crucial role in building a more sustainable future. Each individual, within their skills and talents, can develop innovative solutions to global challenges. Entrepreneurs can create socially responsible businesses, scientists can develop new sustainable technologies, and artists can use their art to inspire change and raise awareness in society. Human creative potential is a powerful tool for solving problems in innovative and effective ways.

Values and spirituality also have an essential role in this journey. Compassion and empathy allow people to connect with the difficulties of others and act in solidarity, promoting justice and inclusion. Respect for nature strengthens environmental awareness, encouraging practices that regenerate ecosystems and preserve biodiversity. The search for a life purpose aligned with the common good motivates actions aimed at a lasting positive impact.

Despite the challenges inherent in global transformation, such as resistance to change, lack of resources, and the complexity of social systems, there are increasing opportunities for individuals to contribute actively. Advances in technology and globalization have facilitated the connection between people from different parts of the world, creating support and collaboration networks that amplify the impact of individual actions. Social movements, digital initiatives, and awareness campaigns demonstrate how collective mobilization can generate significant change.

However, no transformation happens in isolation. The community has an essential role as a space for multiplying individual actions into collective impacts. Support networks, such as cooperatives and community banks, strengthen the local economy and promote fairer and more sustainable consumption. The adoption of sustainable community practices, such as urban gardens, renewable energy, and recycling programs, helps build more resilient cities prepared for future challenges.

The active participation of the community in politics and decision-making is fundamental to strengthening participatory democracy. Popular assemblies, participatory budgets, and community debates ensure that different voices are heard and that public policies reflect the real needs of the population.

Global transformation is a collective process that begins with the action of each individual. By integrating awareness, daily changes, civic engagement, and ethical values, each person contributes to a more just, sustainable, and harmonious future. The responsibility belongs to everyone, but it is also a unique opportunity to create a better world for future generations.

True global transformation is not just about structural and political changes, but about a revolution in collective consciousness. The way we see the world, others, and ourselves defines the directions we take as a society. The future will not be shaped only by innovative technologies or major reforms, but by the human capacity to cultivate empathy, cooperation, and a deep sense of responsibility for the planet and its inhabitants. When the understanding of interdependence becomes part of the global mindset, each action ceases to be isolated and becomes part of a continuous movement of regeneration and balance.

This process requires patience and perseverance, as true transformations rarely happen immediately. Every advance faces challenges, every new paradigm encounters resistance, but history shows that, over time, progressive and sustainable ideas take hold and transform entire societies. What may seem like a small change in mindset today may, in the future, become the basis of a new world model. The commitment to this journey should not be based only on expectations of immediate results, but on the conviction that each step in the right direction is already, in itself, an achievement.

Global transformation, therefore, is not an isolated event, but a continuous process, driven by the sum of small and large actions over time. Every conscious choice, every sustainable innovation, every act of solidarity contributes to a more just and balanced world. If the future of humanity is uncertain, it is up to us to decide how we want to build it: with fear and inertia, or with courage and purpose. In the end, the change we seek for the world begins within each of us.

Capítulo 24
La Búsqueda del Sentido de la Vida

La búsqueda del sentido de la vida es un viaje intrínseco a la experiencia humana, que impregna todas las culturas, épocas y contextos históricos. Desde los filósofos de la antigüedad hasta los científicos modernos, esta cuestión ha sido investigada desde diferentes perspectivas, revelando que el significado de la existencia no es una respuesta única y universal, sino una construcción personal y dinámica. Para algunos, el sentido de la vida se encuentra en la realización de aspiraciones y logros; para otros, en la conexión con algo más grande, ya sea a través de la espiritualidad, el arte o las relaciones humanas. Sin embargo, independientemente del enfoque adoptado, el propósito y el significado surgen cuando hay una integración armoniosa entre las dimensiones física, mental, emocional y espiritual de la existencia. Al considerar esta búsqueda de manera holística, se percibe que el sentido no está aislado en un único aspecto de la vida, sino que emerge de la interconexión entre todas las experiencias y de la forma en que cada individuo se relaciona consigo mismo, con los demás y con el universo que le rodea.

Comprender este viaje exige una inmersión en la autoconciencia y en el reconocimiento de las influencias externas que moldean nuestra percepción del propósito. La sociedad, a través de normas culturales y expectativas, frecuentemente impone definiciones de lo que significa tener una vida significativa, asociándola al éxito profesional, a la acumulación de bienes materiales o a la conformidad con determinados patrones. No obstante, la verdadera realización no se resume a metas externas, sino a la autenticidad y a la capacidad de alinear las acciones con valores internos profundos. El autoconocimiento, por lo tanto, se vuelve esencial en esta trayectoria, permitiendo que cada persona explore sus propios intereses, pasiones y convicciones para definir un propósito que resuene genuinamente con su esencia. Este proceso no es estático, pues a medida que evolucionamos, nuestros valores y percepciones también se transforman, invitándonos a revisitar constantemente lo que da sentido a nuestra existencia.

La conexión con el todo -ya sea con la naturaleza, con la colectividad o con el aspecto trascendental de la vida- representa uno de los caminos más profundos para encontrar significado. Cuando se reconoce la interdependencia entre todas las cosas, surge un sentido de pertenencia que amplía la visión sobre el propósito individual. Contribuir al bienestar del planeta, cultivar relaciones basadas en la compasión y desarrollar una espiritualidad que promueva la armonía son formas de expandir esta conexión, enriqueciendo la experiencia de vida. Además, momentos de contemplación, meditación e inmersión en el arte o la música pueden proporcionar experiencias trascendentes que refuerzan la sensación de integración con algo mayor. Así, la búsqueda del sentido de la vida no es solo un cuestionamiento abstracto, sino un proceso vivo, construido diariamente a través de elecciones, interacciones y reflexiones. Al adoptar un enfoque holístico, es posible comprender que la vida no necesita tener un único significado fijo, sino que puede ser llenada con múltiples sentidos, encontrados en la riqueza de las experiencias y en la profundidad de las conexiones que cultivamos a lo largo del camino.

La búsqueda del sentido de la vida es un viaje personal y único, moldeado por nuestras experiencias, valores, creencias y por el contexto cultural en el que estamos insertados. Sin embargo, ciertas preguntas parecen ser universales: ¿por qué existimos? ¿Cuál es el verdadero propósito de la vida? ¿Cómo podemos vivir de manera significativa? Estas indagaciones acompañan a la humanidad desde los albores y, aunque las respuestas puedan variar de individuo a individuo, hay un consenso de que el sentido de la vida no se encuentra aislado en una única dimensión de la existencia, sino en la integración de todas ellas. El pensamiento holístico sugiere que es preciso considerar el cuerpo, la mente, las emociones y el espíritu como partes interligadas de un todo mayor. De esta forma, este enfoque nos invita a explorar la totalidad de la experiencia humana, buscando conexiones y significados que trasciendan las partes aisladas y se revelen en la intersección de todas las dimensiones del ser.

La búsqueda del sentido de la vida se despliega en diversas dimensiones, cada una contribuyendo a la construcción de un significado más amplio y profundo. La dimensión física, por ejemplo, es el punto de partida para una vida equilibrada y plena. El cuidado del cuerpo, a través de una alimentación saludable, la práctica regular de ejercicio físico y el mantenimiento de un sueño reparador, crea la base esencial para que podamos explorar otras facetas de la existencia. Un cuerpo sano nos da disposición para vivenciar experiencias, nos proporciona energía para realizar nuestras aspiraciones y nos mantiene conectados al mundo material de manera activa y presente.

La dimensión mental, por su parte, involucra la búsqueda del conocimiento y el desarrollo intelectual. El aprendizaje continuo expande nuestra comprensión del mundo y de nosotros mismos, proporcionando herramientas para lidiar con los desafíos de la vida de forma más consciente y reflexiva. La educación, la lectura, el pensamiento crítico y la capacidad de cuestionar nos ayudan a construir un sentido propio para la existencia, permitiendo que no aceptemos pasivamente definiciones impuestas por la sociedad. El cultivo de la mente es, por lo tanto, un camino fundamental para el crecimiento personal y para la formulación de un propósito auténtico.

La dimensión emocional, a su vez, nos invita a sumergirnos en las relaciones humanas y en el universo de las emociones. Saber gestionar nuestros sentimientos, cultivar la empatía, la compasión y el amor nos conecta de manera más profunda con los demás, trayendo un sentido de pertenencia y propósito. Las relaciones interpersonales desempeñan un papel central en la construcción del significado de la vida, pues es a través de ellas que experimentamos la alegría del compartir, el apoyo mutuo y la satisfacción de contribuir al bienestar ajeno. Cuando nutrimos lazos genuinos y desarrollamos una inteligencia emocional equilibrada, encontramos razones más claras para seguir adelante, incluso en los momentos difíciles.

Por último, la dimensión espiritual representa la búsqueda por la conexión con algo mayor que nosotros mismos. Esta conexión puede manifestarse de diferentes formas: para algunos, se da a través de la religiosidad y la fe; para otros, en la contemplación de la naturaleza, en la práctica de la meditación o en la inmersión en cuestiones existenciales. El aspecto espiritual nos ayuda a trascender el ego y a percibir que formamos parte de una realidad más amplia, donde todo está interligado. La espiritualidad nos invita a ver la vida desde una perspectiva más elevada, resignificando dolores, desafíos y conquistas dentro de un contexto más amplio de evolución y aprendizaje.

Dentro de este viaje, el propósito surge como un elemento fundamental. Nos da dirección y motivación, haciendo que nuestras acciones y elecciones tengan un significado más profundo. Sin embargo, al contrario de lo que muchos imaginan, el propósito no es algo fijo o externo, que necesita ser descubierto como si fuera un secreto oculto. Es una construcción continua, que emerge de la interacción entre nuestras experiencias y valores. Encontrar propósito involucra reflexionar sobre nuestras pasiones, talentos y la forma en que podemos contribuir al mundo que nos rodea. Para algunos, el propósito puede manifestarse en el trabajo; para otros, en la familia, en el arte, en el servicio comunitario o en la búsqueda incesante del conocimiento. Lo importante es comprender que es dinámico, evolucionando a lo largo de la vida conforme crecemos y nos transformamos.

Al comprender que estamos interligados con el todo, ampliamos nuestra visión sobre la existencia. El pensamiento holístico nos recuerda que no somos seres aislados, sino parte de una red infinita de relaciones, que involucra a otras personas, la naturaleza e incluso el universo. Esta conexión puede ser una fuente poderosa de significado, trayendo un sentido de pertenencia que trasciende la individualidad. Hay diversas formas de fortalecer esta conexión: contribuir al bienestar colectivo, a través del servicio comunitario y el voluntariado, es una de ellas. Cuando ayudamos a los demás, experimentamos un profundo sentimiento de realización, pues percibimos que nuestras acciones tienen un impacto positivo más allá de nosotros mismos.

Otra manera de conectar con el todo es a través de la reverencia por la naturaleza. Observar la grandeza del universo, contemplar la armonía de los ecosistemas y reconocer la interdependencia entre todos los seres vivos nos despierta a la importancia de preservar y regenerar nuestro planeta. Este sentido de pertenencia a la Tierra nos inspira a adoptar prácticas sostenibles, promoviendo una relación más respetuosa y equilibrada con el medio ambiente.

Además, las experiencias trascendentes pueden ampliar nuestra percepción del sentido de la vida. El arte, la música, la meditación y la contemplación del cosmos son puertas a estados de conciencia que nos hacen sentir parte de algo mayor. Estos momentos de conexión profunda nos ayudan a romper la barrera del ego y a ver la existencia desde una perspectiva más amplia e integrada.

Sin embargo, este viaje en busca del sentido de la vida no está exento de desafíos. La complejidad de la existencia, las crisis existenciales y la presión de la sociedad moderna pueden dificultar esta búsqueda. Muchas veces, somos llevados a creer que el sentido de la vida debe estar asociado al éxito material, a la productividad o al reconocimiento externo. No obstante, superar estos desafíos pasa por desarrollar una mirada más auténtica sobre la propia vida. El autoconocimiento se convierte, entonces, en una herramienta esencial. Nos permite comprender nuestras emociones, nuestros valores y aquello que realmente nos motiva, ayudándonos a tomar decisiones alineadas con nuestra verdadera esencia.

La resiliencia y la capacidad de adaptación también son fundamentales en este proceso. La vida está en constante cambio y, muchas veces, el sentido que le damos necesita ser revisitado y reformulado conforme enfrentamos nuevas experiencias y desafíos. Tener flexibilidad para adaptarse y encontrar significado incluso en los momentos difíciles nos permite crecer y madurar a lo largo del viaje.

Otro factor esencial para superar los desafíos de la búsqueda del sentido es la conexión con los demás. Tener una red de apoyo, cultivar relaciones saludables y estar inserido en comunidades solidarias fortalece nuestro sentido de pertenencia y nos ayuda a atravesar periodos de incertidumbre con más seguridad y equilibrio.

Dentro de este contexto, la espiritualidad también desempeña un papel crucial. Ya sea a través de la fe, la filosofía o la contemplación del misterio de la existencia, nos invita a buscar un entendimiento más profundo sobre quiénes somos y cuál es nuestro lugar en el universo. Muchas veces, es en los momentos de crisis que encontramos respuestas significativas y desarrollamos una visión más clara de nuestro propósito y de nuestra conexión con el todo.

La búsqueda del sentido de la vida, por lo tanto, no es una cuestión con respuesta única y definitiva. Al contrario, es un proceso continuo de descubrimiento, crecimiento y transformación. Al integrar las dimensiones física, mental, emocional y espiritual, logramos ampliar nuestra percepción sobre el significado de la existencia, encontrando propósito en la riqueza de las experiencias que vivimos y en las conexiones que cultivamos. Así, abrazar este viaje con autenticidad y apertura nos permite no solo descubrir nuestro propio sentido de la vida, sino también contribuir a un mundo más armonioso, justo y sostenible.

El sentido de la vida, por lo tanto, no es un destino fijo a ser alcanzado, sino un camino en constante construcción, que se revela en la experiencia de vivir plenamente. Al aceptar este viaje como un proceso dinámico, aprendemos a lidiar con las incertidumbres sin la necesidad de respuestas absolutas. El verdadero significado emerge cuando nos permitimos explorar, cuestionar y crecer, transformando cada momento en una oportunidad de aprendizaje y conexión. La búsqueda del sentido no necesita ser una obsesión angustiante, sino una invitación a sumergirnos en la existencia con curiosidad y apertura, valorando tanto los desafíos como las conquistas.

A lo largo de este viaje, la importancia del presente se vuelve evidente. Muchas veces, estamos tan preocupados en encontrar un gran propósito que nos olvidamos de que el significado de la vida también se encuentra en los pequeños instantes: en la mirada intercambiada con un ser querido, en el placer de crear algo nuevo, en la sensación de pertenencia al admirar el vasto cielo estrellado. La vida no necesita ser definida solo por metas grandiosas; también es tejida por los gestos simples que nos hacen sentir vivos y conectados al mundo que nos rodea. El propósito puede estar en la manera en que amamos, como compartimos nuestra alegría y como contribuimos, aunque de forma modesta, al bienestar de quienes nos rodean.

Al final, encontrar sentido en la vida no significa descubrir una única verdad universal, sino construir un significado que resuene con quienes somos. Cada uno recorre su propio camino, y no hay respuestas listas o fórmulas definitivas. Lo que hay, en realidad, es la libertad de elegir cómo queremos vivir, cómo deseamos impactar el mundo y cómo queremos recordar nuestra propia existencia. Cuando encaramos esta búsqueda como una danza entre la razón y el misterio, entre lo individual y lo colectivo, percibimos que el sentido de la vida no es un fin a ser alcanzado, sino una historia que se desarrolla cada día, escrita por nuestras experiencias, elecciones y conexiones.

Capítulo 25
Viviendo el Holismo en el Día a Día

Vivir de forma holística significa adoptar una perspectiva que reconoce la interconexión entre todas las esferas de la existencia, desde el bienestar individual hasta el equilibrio colectivo y planetario. Este enfoque no se limita a conceptos abstractos, sino que se traduce en elecciones y prácticas cotidianas que promueven la armonía entre cuerpo, mente, emociones y espíritu. En el mundo moderno, donde la fragmentación y la prisa a menudo alejan a las personas de su propia esencia, incorporar el holismo en la vida diaria es una invitación a rescatar la conciencia plena, actuar con intención y cultivar relaciones más saludables consigo mismo, con los demás y con el entorno. Pequeños cambios, cuando se hacen de manera consistente, tienen el poder de crear transformaciones profundas y sostenibles, ampliando el impacto individual al nivel comunitario y global.

Esta vivencia comienza por el autocuidado y la valoración de la experiencia presente. El cuerpo, como vehículo para el viaje de la vida, necesita ser nutrido y respetado, ya sea a través de una alimentación equilibrada, del descanso adecuado o de la práctica de actividades físicas que promuevan la vitalidad. En el plano mental, cultivar la curiosidad intelectual y la reflexión crítica posibilita una mirada más amplia sobre la realidad, evitando visiones reduccionistas y estimulando la creatividad en la solución de desafíos. En el aspecto emocional, la inteligencia afectiva se vuelve esencial para desarrollar relaciones basadas en la empatía, la escucha activa y el respeto mutuo, fortaleciendo lazos que sustentan tanto el crecimiento personal como el bienestar colectivo. La espiritualidad, independientemente de la forma en que se expresa, ofrece un espacio de conexión con algo mayor, proporcionando sentido y propósito a las acciones diarias. Cuando todas estas dimensiones se integran, se crea un flujo de vida más equilibrado, donde cada elección refleja un compromiso consciente con el propio bienestar y con el mundo.

Más allá del desarrollo personal, vivir de manera holística significa reconocer el impacto de nuestras acciones en la sociedad y en el planeta. Elegir consumir de forma consciente, apoyar iniciativas sostenibles, reducir desperdicios y valorar prácticas colaborativas son formas concretas de expresar un compromiso con un mundo más equilibrado. La participación activa en comunidades que promueven la inclusión, la diversidad y la justicia social amplía esta visión integrativa, fortaleciendo redes de apoyo e inspirando cambios sistémicos. El holismo, cuando se incorpora al cotidiano, trasciende la esfera individual y se convierte en una fuerza de transformación colectiva, donde cada acción alineada a esta perspectiva contribuye a un ambiente más saludable, compasivo y sostenible. Al cultivar esta conciencia, el viaje no se convierte solo en una búsqueda por el equilibrio personal, sino en una oportunidad de contribuir a un futuro donde la vida en todas sus formas pueda florecer de manera plena y armoniosa.

Integrar el holismo en la vida cotidiana significa adoptar prácticas y actitudes que promuevan el equilibrio entre cuerpo, mente, emociones y espíritu, permitiendo que cada aspecto de la existencia se armonice en un flujo continuo de bienestar. Este equilibrio no sucede de manera automática, sino que exige elecciones intencionales y cambios progresivos, que, incluso pequeños, pueden tener un impacto transformador. Así, vivir de manera holística involucra acciones concretas y consistentes que sustentan esta perspectiva amplia e integrada de la vida.

El primer paso para este viaje es cuidar del cuerpo y la salud, pues es el vehículo que posibilita todas las experiencias de la existencia. Alimentarse de forma equilibrada, optando por alimentos naturales y mínimamente procesados, favorece no solo la salud física, sino también el equilibrio mental y emocional. Priorizar una nutrición rica en vegetales, frutas, granos integrales y proteínas de calidad fortalece el organismo y mejora la disposición. Además, mantener una rutina de ejercicios físicos que combine actividades aeróbicas, estiramiento y fortalecimiento muscular ayuda a preservar la vitalidad a lo largo de los años. El descanso adecuado también desempeña un papel esencial, pues es durante el sueño que el cuerpo se regenera y la mente procesa las experiencias del día. Para complementar este cuidado, prácticas de relajación, como la meditación, la respiración consciente y la masoterapia, auxilian en la liberación de tensiones acumuladas, promoviendo una sensación duradera de bienestar.

Además del cuidado físico, el desarrollo mental e intelectual es un pilar fundamental del holismo. La mente es una herramienta poderosa para comprender y transformar la realidad, y por eso debe ser constantemente nutrida con nuevos conocimientos y desafíos. La lectura de libros que expandan horizontes, el aprendizaje de nuevas habilidades y el hábito de la reflexión crítica ayudan a evitar visiones limitadas y reduccionistas. Ejercitar el pensamiento creativo y buscar soluciones innovadoras para desafíos cotidianos fortalece la capacidad de adaptación y resiliencia. El aprendizaje continuo no necesita restringirse a ambientes académicos formales; puede suceder a través del intercambio de experiencias con otras personas, de la práctica de hobbies que estimulen la mente y del contacto con diferentes formas de arte y cultura. De esta forma, al mantener la mente activa y abierta, ampliamos nuestra comprensión del mundo y nos volvemos más conscientes y comprometidos en nuestras elecciones y acciones.

Las emociones y las relaciones desempeñan un papel esencial en la experiencia humana y, por eso, gestionarlas con inteligencia es indispensable para una vida armoniosa. Practicar la empatía y la compasión nos permite comprender mejor las emociones ajenas y fortalecer conexiones genuinas. La escucha activa, sin juicios ni interrupciones, fortalece los lazos interpersonales y crea un espacio seguro para el diálogo.

Además, la comunicación abierta y honesta evita conflictos innecesarios y promueve relaciones más saludables y equilibradas. A nivel individual, aprender a lidiar con emociones difíciles, como la ansiedad y la frustración, a través de técnicas como la respiración consciente, el journaling (escritura terapéutica) y la terapia, posibilita un mayor autoconocimiento y control emocional. De esta forma, al nutrir relaciones basadas en el respeto y la comprensión mutua, cultivamos ambientes más armoniosos, tanto en la vida personal como en la comunidad.

La conexión espiritual y la búsqueda por la trascendencia son aspectos que complementan este viaje holístico. Independientemente de la creencia o práctica adoptada, la espiritualidad ofrece un espacio de conexión con algo mayor, proporcionando propósito y sentido a la existencia. Meditación, oración, contemplación de la naturaleza o incluso el involucramiento con filosofías de vida que valoricen el autoconocimiento son caminos posibles para nutrir esta dimensión. La conexión espiritual no necesita estar vinculada a dogmas o religiones específicas; puede manifestarse en la simple apreciación de la belleza del mundo, en la práctica de la gratitud o en la percepción de la interdependencia entre todos los seres. Al cultivar esta dimensión, desarrollamos una mirada más compasiva y un sentido mayor de pertenencia al todo.

Reconocer nuestra interdependencia con el medio ambiente y adoptar prácticas sostenibles son actitudes fundamentales para vivir el holismo de manera plena. Pequeñas acciones diarias, como reducir el consumo de plástico, optar por productos de origen ético y valorar la economía circular, hacen una gran diferencia en el impacto ambiental. El reciclaje, el consumo consciente y el apoyo a iniciativas ecológicas son formas concretas de expresar el respeto por el planeta. Además, prácticas como el compostaje, el uso eficiente de recursos naturales y la elección de medios de transporte sostenibles reducen significativamente la huella ecológica. Al vivir de manera más alineada con la naturaleza, fortalecemos la relación entre el bienestar personal y el equilibrio planetario.

Vivir de forma holística también implica un compromiso con la participación social y comunitaria. La participación en proyectos colectivos, acciones voluntarias e iniciativas sociales fortalece los lazos comunitarios y amplía el impacto de las transformaciones individuales al colectivo. Actuar en grupos que promuevan la inclusión, la diversidad y la justicia social es una forma de expandir la conciencia y contribuir a un mundo más equitativo. El compromiso cívico, ya sea a través de la participación en consejos comunitarios, movimientos sociales o actividades locales, permite que cada individuo ejerza un papel activo en la construcción de un futuro más sostenible y armonioso. De esta forma, el holismo deja de ser una práctica individual y se convierte en un movimiento transformador que beneficia a toda la sociedad.

El poder de los pequeños cambios no debe ser subestimado. Vivir de forma holística no exige transformaciones radicales o inmediatas; al contrario, son los pequeños ajustes diarios los que generan un impacto profundo y duradero. Reservar algunos minutos al día para practicar la atención plena, observando pensamientos y emociones sin juicio, ayuda a cultivar la conciencia del momento presente. La práctica de la gratitud, reflexionando sobre los aspectos positivos de la vida, fortalece el bienestar emocional y cambia la perspectiva sobre los desafíos. Conectarse con la naturaleza regularmente, ya sea a través de caminatas al aire libre o del simple acto de cuidar de plantas, refuerza la sensación de pertenencia al mundo natural. Valorar la diversidad y buscar aprender de diferentes culturas y perspectivas amplía la comprensión y promueve un ambiente más inclusivo. Por último, actuar con conciencia y responsabilidad, considerando los impactos de las elecciones diarias, fortalece el compromiso con un estilo de vida más equilibrado y alineado con los principios del holismo.

En el centro de este viaje, la comunidad y la colaboración desempeñan un papel esencial. Crear redes de apoyo que fomenten la solidaridad y la cooperación fortalece los lazos sociales y ofrece un soporte valioso para aquellos que buscan vivir de forma más integrada. Cooperativas, bancos comunitarios y grupos de apoyo mutuo son ejemplos de estructuras que incentivan esta colaboración. La promoción de prácticas sostenibles dentro de las comunidades, como la agricultura urbana y el uso de energía renovable, contribuye a una mayor resiliencia local. Además, fortalecer la democracia participativa a través de asambleas ciudadanas y consultas públicas permite que la comunidad tenga voz activa en la construcción de soluciones colectivas.

Vivir el holismo en el día a día es un camino de constante aprendizaje, crecimiento y transformación. Al integrar las dimensiones física, mental, emocional y espiritual, y al reconocer la interconexión entre todas las formas de vida, podemos crear una realidad más equilibrada y consciente. El holismo nos invita a ver el mundo como un organismo vivo e interdependiente, donde cada elección individual reverbera en el colectivo. Al abrazar esta perspectiva, cultivamos una existencia más significativa y contribuimos a un futuro más justo, sostenible y armonioso.

Al adoptar el holismo como un estilo de vida, nos damos cuenta de que no exige perfección ni cambios drásticos inmediatos, sino un compromiso continuo con el equilibrio y la conciencia. Cada pequeña elección, desde la manera en que nos alimentamos hasta la forma en que nos relacionamos con los demás y con el planeta, contribuye a un ciclo virtuoso de bienestar y transformación. Este proceso no significa eliminar desafíos o evitar dificultades, sino enfrentarlos con una perspectiva más integrada, buscando soluciones que consideren el todo en lugar de solo partes aisladas de la realidad.

Este viaje también nos recuerda la importancia de la flexibilidad y la adaptación. El mundo está en constante cambio, y vivir de forma holística no significa seguir reglas rígidas, sino cultivar una mentalidad abierta y curiosa, que permita ajustes conforme nuevos aprendizajes y experiencias surgen. El equilibrio no es un estado fijo, sino una danza dinámica entre diferentes aspectos de la vida. Aprender a escuchar el propio cuerpo, la mente y las emociones, respetando los ritmos naturales de cada fase de la vida, es esencial para mantener esta armonía.

Al final, vivir el holismo en el día a día es un acto de conexión – consigo mismo, con los demás y con el mundo. Es una invitación a despertar la conciencia de que cada acción tiene un impacto, de que el bienestar individual está ligado al colectivo y de que el cambio verdadero comienza dentro de cada uno. Pequeños gestos de presencia, compasión y respeto crean ondas de transformación que se expanden más allá de nosotros, moldeando una realidad más equilibrada, sostenible y humana. Este es el verdadero poder de una vida vivida con intención e integración.

Epílogo

Cada viaje transforma al viajero. Cuando abriste este libro por primera vez, tal vez lo hiciste con curiosidad, con un deseo de comprender más profundamente el mundo que te rodea. Ahora, al llegar a las últimas páginas, un nuevo horizonte se dibuja ante ti.

El pensamiento holístico no es una teoría distante, reservada a filósofos o científicos. Es una invitación a la percepción ampliada, una llave para interpretar la existencia de una manera más rica y significativa. A lo largo de estas páginas, exploramos cómo la interconexión permea todas las dimensiones de la realidad: desde la física cuántica a la ecología, desde la espiritualidad a la psicología. Descubrimos que la separación es una ilusión y que, al reconocer la unidad de la vida, asumimos un papel más activo en la construcción de un futuro sostenible y armonioso.

Pero ¿qué hacer con este conocimiento?

La verdadera transformación ocurre cuando llevamos la teoría a la práctica. El pensamiento holístico no se limita a ideas abstractas; es una forma de vivir. Se manifiesta en la manera como cuidamos del medio ambiente, en la forma como nutrimos nuestras relaciones, en la atención que damos a nuestra salud física y emocional. Cada acción -por pequeña que parezca- reverbera en el todo.

Al integrar esta perspectiva a tu vida, te conviertes en parte de la solución. Cada elección consciente, cada gesto de empatía, cada decisión tomada a partir de una visión amplia del impacto que generamos en el mundo contribuye a la construcción de una realidad más equilibrada.

El mundo necesita individuos que piensen más allá de lo inmediato, que comprendan que su bienestar está intrínsecamente ligado al bienestar del planeta y de los otros seres humanos. Si este libro ha logrado encender en ti esa chispa de consciencia, entonces tu viaje no termina aquí -apenas comienza.

Ahora llevas contigo una nueva mirada, una nueva percepción. La pregunta que permanece es: ¿qué harás con ella?

Que tu camino sea iluminado por la consciencia de la interconexión. Que tus elecciones reflejen el equilibrio que has descubierto. Y que tu viaje continúe, siempre en busca de la unidad que sustenta todas las cosas.

El conocimiento ha sido compartido. El próximo paso es tuyo.

www.ingramcontent.com/pod-product-compliance
Lightning Source LLC
LaVergne TN
LVHW040048080526
838202LV00045B/3539